第26回

臨床工学技士
国家試験問題解説集

編集／一般社団法人 日本臨床工学技士教育施設協議会

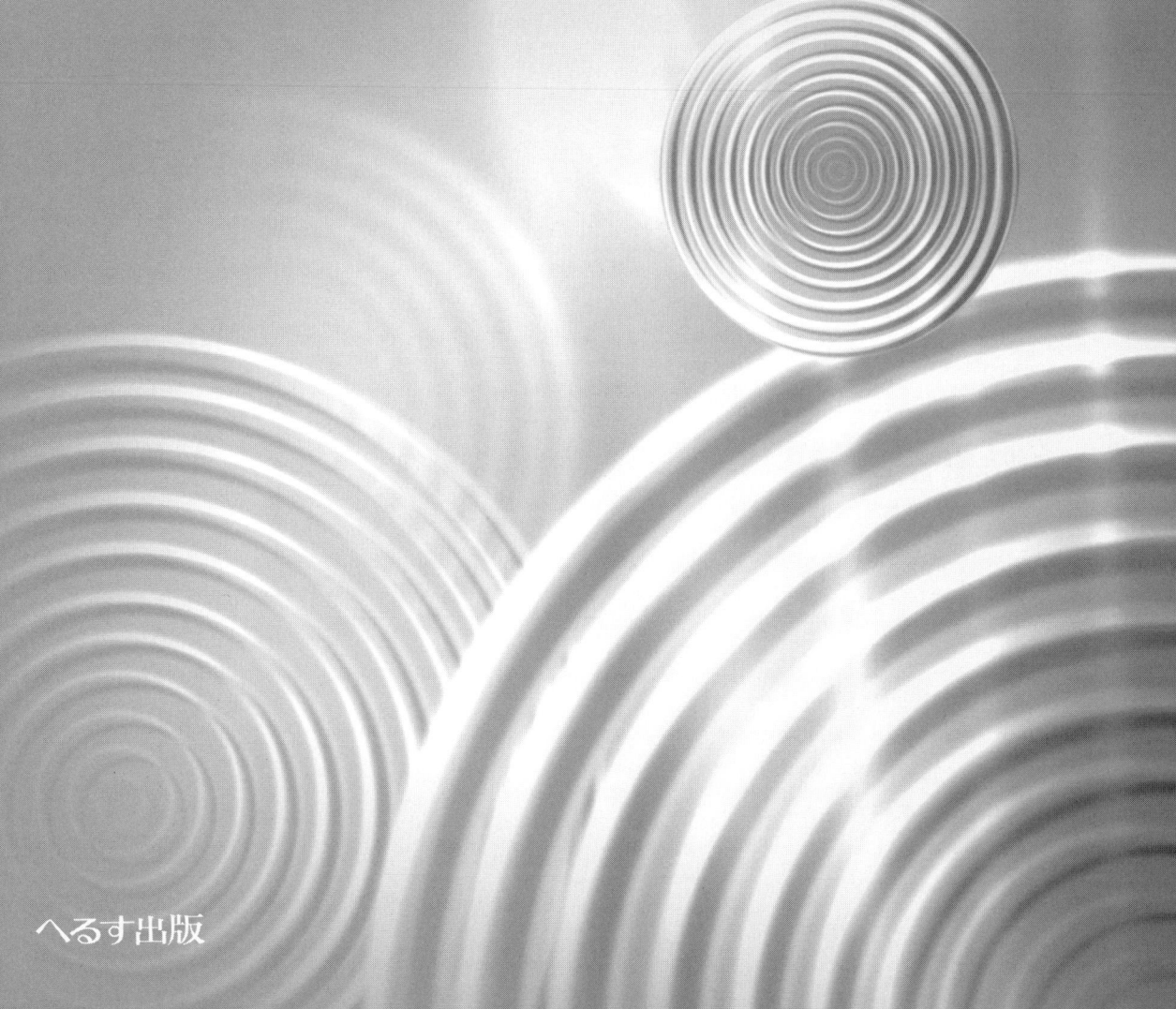

へるす出版

刊行にあたって

　臨床工学技士国家試験問題解説集は、一般社団法人日本臨床工学技士教育施設協議会監修の書籍として、臨床工学教育向上に寄与する出版物として、平成16年以来継続して印刷頒布して参りました。臨床工学技士の医療現場における期待感や要求事項の高さは、臨床工学技士業務指針2010が策定された事実からも明らかであり、一般社団法人日本臨床工学技士教育施設協議会としての役割である臨床工学教育の向上、および出版刊行物による臨床工学技士認知度の向上に応える責務を痛感するところであります。当初は、本協議会会員校のご協力のもと、本協議会教科書委員会内にて印刷頒布してきました。しかし、医師や看護師をはじめ、他医療職種の国家試験問題解説集が多くの出版社より刊行されている状況であります。臨床工学技士関連の図書をできるだけ書店に置いて、多くの人にこの分野の存在を知っていただくことも認知度の向上に欠かせないと考えます。このような状況に鑑みその必要性を認識し、平成23年度よりへるす出版から刊行する運びとなりました。

　本臨床工学技士国家試験問題解説集は、全国の臨床工学技士養成校で実際に学生に授業を担当されている先生方に、専門分野の解説を分担していただき、国家試験問題を1問ずつ授業で学生に解説することを念頭とした表現で記載されており、その特徴を以下にいくつかあげます。

① 問題1問につき1ページの解説を基本とすることにより、コンパクトにまとめられた解説を集中して学習可能である。
② 問題内容の概説と、各々の選択肢記述内容について解説がまとめられているため、レベルに併せた学習が可能である。
③ 各問題のキーワードを提示することにより、問題の重要事項を把握し、出題意図などのポイント理解につながる。
④ 既出問題番号を明記することにより、類似問題の演習が可能となり理解力向上につながる。
⑤ 国家試験出題基準に基づいた問題分類表の提示により、指導者側も問題出題傾向を理解した指導につながる。

　臨床工学技士がメディカルスタッフの一職種として他の医療職種と肩を並べ、世間的な認知のもと、大いなる活躍を目指す上においては、臨床工学技士国家試験問

題解説集の出版社による刊行はその基盤のひとつとなるものと確信いたします。

　本臨床工学技士国家試験問題解説集のさらなる充実のために、多くの方々からのご意見、ご叱正を賜れば幸甚に存じます。

2013年11月

一般社団法人　日本臨床工学技士教育施設協議会
代表理事　嶋津　秀昭
教科書委員会　委員長　佐藤　秀幸

目　次

第26回臨床工学技士国家試験　国家試験出題基準による分類

第26回臨床工学技士国家試験　午前問題解説　　　　　　　　　　　1

第26回臨床工学技士国家試験　午後問題解説　　　　　　　　　　　93

第26回臨床工学技士国家試験　問題（午前・午後）　　　　　　　　187

第26回臨床工学技士国家試験　解答　　　　　　　　　　　　　　　232

（平成24年版）国家試験出題基準による分類【午前】

問題番号	試験科目		大項目		中項目
午前01	専門基礎科目Ⅰ．医学概論	(1)臨床工学に必要な医学的基礎	1．医学概論		(4)社会と医療
午前02	専門基礎科目Ⅰ．医学概論	(1)臨床工学に必要な医学的基礎	2．公衆衛生		(5)社会保険制度
午前03	専門基礎科目Ⅰ．医学概論	(1)臨床工学に必要な医学的基礎	4．生化学の基礎		(1)生体物質
午前04	専門基礎科目Ⅰ．医学概論	(1)臨床工学に必要な医学的基礎	5．薬学の基礎		(1)薬物の投与・吸収・排泄
午前05	専門基礎科目Ⅰ．医学概論	(2)人の構造及び機能	1．生物学基礎		(3)細胞の増殖
午前06	専門基礎科目Ⅰ．医学概論	(2)人の構造及び機能	3．呼吸		(2)呼吸機能
午前07	専門基礎科目Ⅰ．医学概論	(2)人の構造及び機能	4．循環		(1)心臓、血管の構造
午前08	専門基礎科目Ⅰ．医学概論	(2)人の構造及び機能	8．内臓機能の調節		(2)内分泌
午前09	専門基礎科目Ⅰ．医学概論	(2)人の構造及び機能	10．外部環境からの防御		(1)皮膚の構造と機能
午前10	専門科目Ⅴ．臨床医学総論	(1)内科学概論	1．内科学概論		(3)全身性疾患の病態生理
午前11	専門科目Ⅴ．臨床医学総論	(3)呼吸器系	1．呼吸器系		(2)新生物
午前12	専門科目Ⅴ．臨床医学総論	(3)呼吸器系	1．呼吸器系		(3)閉塞性肺疾患
午前13	専門科目Ⅴ．臨床医学総論	(4)循環器系	1．血管病学		(1)血圧異常
午前14	専門科目Ⅴ．臨床医学総論	(4)循環器系	2．心臓病学		(5)不整脈
午前15	専門科目Ⅴ．臨床医学総論	(5)内分泌系	1．内分泌疾患		(3)副甲状腺疾患
午前16	専門科目Ⅴ．臨床医学総論	(7)感染症	2．感染症		(10)〜(15)マイコプラズマ感染 他
午前17	専門科目Ⅴ．臨床医学総論	(8)腎臓・泌尿・生殖器系	1．腎臓の疾患		(1)慢性腎臓病(CKD)
午前18	専門科目Ⅴ．臨床医学総論	(8)腎臓・泌尿・生殖器系	2．尿路の疾患		(1)感染症
午前19	専門科目Ⅴ．臨床医学総論	(9)消化器系	1．消化器系疾患と治療		(4)肝疾患
午前20	専門科目Ⅴ．臨床医学総論	(10)血液系	2．赤血球系		(2)貧血症
午前21	専門科目Ⅴ．臨床医学総論	(11)麻酔科学	1．麻酔		(2)局所麻酔
午前22	専門科目Ⅴ．臨床医学総論	(12)集中治療医学	1．集中治療		(2)患者管理
午前23	専門科目Ⅴ．臨床医学総論	(13)手術医学	1．感染防止		(2)院内感染関連微生物
午前24	専門科目Ⅴ．臨床医学総論	(13)手術医学	2．消毒、滅菌		(2)消毒法
午前25	専門科目Ⅴ．臨床医学総論	(15)臨床生化学	1．代謝と代謝異常		(6)その他の代謝異常
午前26	専門科目Ⅲ．生体計測装置学	(1)生体計測の基礎	1．計測論		(5)計測誤差
午前27	専門科目Ⅲ．生体計測装置学	(1)生体計測の基礎	2．生体情報の計測		(3)計測器の構成
午前28	専門科目Ⅲ．生体計測装置学	(2)生体電気・磁気計測	1．心臓循環器計測		(1)心電計の特性
午前29	専門科目Ⅲ．生体計測装置学	(2)生体電気・磁気計測	2．脳・神経系計測		(1)脳波計の特性
午前30	専門科目Ⅲ．生体計測装置学	(3)生体の物理・化学現象の計測	1〜2．循環関連の計測 他		
午前31	専門科目Ⅲ．生体計測装置学	(3)生体の物理・化学現象の計測	1．循環関連の計測		(3)血流計
午前32	専門科目Ⅲ．生体計測装置学	(4)画像診断法	2〜4．エックス線画像計測 他		
午前33	専門科目Ⅱ．医用治療機器学	(1)治療の基礎	1．治療の基礎		(2)治療に用いる物理エネルギーの種類と特性
午前34	専門科目Ⅱ．医用治療機器学	(2)各種治療機器	1．電磁気治療機器		(2)極超短波(マイクロ波)手術装置
午前35	専門科目Ⅱ．医用治療機器学	(2)各種治療機器	2．機械的治療機器		(3)心・血管系インターベンション装置
午前36	専門科目Ⅱ．医用治療機器学	(2)各種治療機器	2．機械的治療機器		(4)輸液ポンプ
午前37	専門科目Ⅱ．医用治療機器学	(2)各種治療機器	5．内視鏡機器		(1)〜(2)内視鏡、内視鏡外科手術機器
午前38	専門科目Ⅳ．医用機器安全管理学	(1)医用機器の安全管理	2．各種エネルギーの人体への危険性		(1)エネルギーの安全限界
午前39	専門科目Ⅳ．医用機器安全管理学	(1)医用機器の安全管理	3．安全基準		(2)医用電気機器の安全基準(JIST0601-1)
午前40	専門科目Ⅳ．医用機器安全管理学	(1)医用機器の安全管理	3．安全基準		(4)病院電気設備の安全基準(JIST1022)
午前41	専門科目Ⅳ．医用機器安全管理学	(1)医用機器の安全管理	3．安全基準		(3)医用電気システムの安全基準(JIS T 0601-1-1)
午前42	専門科目Ⅳ．医用機器安全管理学	(1)医用機器の安全管理	6．医療ガス		(4)医療ガス配管設備(JIS T 7101)
午前43	専門科目Ⅳ．医用機器安全管理学	(1)医用機器の安全管理	7．システム安全		(3)信頼度
午前44	専門科目Ⅳ．医用機器安全管理学	(1)医用機器の安全管理	8．電磁環境		(1)EMIとEMC
午前45	専門基礎科目Ⅱ．医用電気電子工学	(1)電気工学	1．電磁気学		(1)電界
午前46	専門基礎科目Ⅱ．医用電気電子工学	(1)電気工学	2．電気回路		(1)受動回路素子
午前47	専門基礎科目Ⅱ．医用電気電子工学	(1)電気工学	2．電気回路		(1)受動回路素子
午前48	専門基礎科目Ⅱ．医用電気電子工学	(1)電気工学	2．電気回路		(2)電圧・電流
午前49	専門基礎科目Ⅱ．医用電気電子工学	(1)電気工学	2．電気回路		(3)直流回路
午前50	専門基礎科目Ⅱ．医用電気電子工学	(2)電子工学	1．電子回路		(1)電子回路素子
午前51	専門基礎科目Ⅱ．医用電気電子工学	(2)電子工学	1．電子回路		(1)電子回路素子
午前52	専門基礎科目Ⅱ．医用電気電子工学	(2)電子工学	1．電子回路		(1)電子回路素子
午前53	専門基礎科目Ⅱ．医用電気電子工学	(2)電子工学	1．電子回路		(3)アナログ回路
午前54	専門基礎科目Ⅱ．医用電気電子工学	(2)電子工学	1．電子回路		(4)ディジタル回路
午前55	専門基礎科目Ⅱ．医用電気電子工学	(2)電子工学	2．通信工学		(2)通信方式

午前56	専門基礎科目Ⅱ. 医用電気電子工学	(3)情報処理工学	1. 電子計算機(コンピュータ)	(1)ハードウェア
午前57	専門基礎科目Ⅱ. 医用電気電子工学	(3)情報処理工学	1. 電子計算機(コンピュータ)	(2)ソフトウェア
午前58	専門基礎科目Ⅱ. 医用電気電子工学	(3)情報処理工学	2. 情報処理	(1)情報表現と論理演算
午前59	専門基礎科目Ⅱ. 医用電気電子工学	(3)情報処理工学	2. 情報処理	(1)情報表現と論理演算
午前60	専門基礎科目Ⅱ. 医用電気電子工学	(3)情報処理工学	2. 情報処理	(2)信号処理
午前61	専門基礎科目Ⅱ. 医用電気電子工学	(3)情報処理工学	2. 情報処理	(2)信号処理
午前62	専門基礎科目Ⅱ. 医用電気電子工学	(4)システム工学	1. システムと制御	(2)システムの特性
午前63	専門科目Ⅰ. 生体機能代行装置学	(1)呼吸療法装置	1. 原理と構造	(2)吸入療法装置
午前64	専門科目Ⅰ. 生体機能代行装置学	(1)呼吸療法装置	1. 原理と構造	(6)生体監視装置、測定機器
午前65	専門科目Ⅰ. 生体機能代行装置学	(1)呼吸療法装置	1〜2. 原理と構造、呼吸療法技術	
午前66	専門科目Ⅰ. 生体機能代行装置学	(1)呼吸療法装置	2. 呼吸療法技術	(4)人工呼吸器の設定
午前67	専門科目Ⅰ. 生体機能代行装置学	(1)呼吸療法装置	2. 呼吸療法技術	(6)患者状態の把握
午前68	専門科目Ⅰ. 生体機能代行装置学	(1)呼吸療法装置	1. 原理と構造	(5)高気圧治療装置
午前69	専門科目Ⅰ. 生体機能代行装置学	(2)体外循環装置	1. 原理と構造	(1)血液ポンプ
午前70	専門科目Ⅰ. 生体機能代行装置学	(2)体外循環装置	1. 原理と構造	(3)人工心肺
午前71	専門科目Ⅰ. 生体機能代行装置学	(2)体外循環装置	2. 体外循環の病態生理	(1)体外循環と血液
午前72	専門科目Ⅰ. 生体機能代行装置学	(2)体外循環装置	3. 体外循環技術	(2)適正灌流
午前73	専門科目Ⅰ. 生体機能代行装置学	(2)体外循環装置	2. 体外循環の病態生理	(1)体外循環と血液
午前74	専門科目Ⅰ. 生体機能代行装置学	(2)体外循環装置	5. 安全管理	(2)体外循環の合併症
午前75	専門科目Ⅰ. 生体機能代行装置学	(3)血液浄化療法装置	2. 血液浄化の実際	(2)透析液、補充液、置換液
午前76	専門科目Ⅰ. 生体機能代行装置学	(3)血液浄化療法装置	1. 原理と構造	(5)装置と周辺機器
午前77	専門科目Ⅰ. 生体機能代行装置学	(3)血液浄化療法装置	1. 原理と構造	(3)分類
午前78	専門科目Ⅰ. 生体機能代行装置学	(3)血液浄化療法装置	2. 血液浄化の実際	(3)抗凝固薬
午前79	専門基礎科目Ⅲ. 医用機械工学	血液浄化療法装置	3. 安全管理	(2)〜(3)関連装置・機器の保守点検、事故対策
午前80	専門基礎科目Ⅲ. 医用機械工学	(1)医用機械工学	1. 力学の基礎	(2)力と運動
午前81	専門基礎科目Ⅲ. 医用機械工学	(1)医用機械工学	1. 力学の基礎	(1)力のつり合い
午前82	専門基礎科目Ⅲ. 医用機械工学	(1)医用機械工学	2. 材料力学	(1)機械的特性
午前83	専門基礎科目Ⅲ. 医用機械工学	(1)医用機械工学	3. 流体力学	(2)粘性流体
午前84	専門基礎科目Ⅲ. 医用機械工学	(1)医用機械工学	4. 生体の流体現象	(2)拍動流
午前85	専門基礎科目Ⅳ. 生体物性材料工学	(1)生体物性	1. 生体の電気的特性	(2)〜(6)膜電位 他
午前86	専門基礎科目Ⅳ. 生体物性材料工学	(1)生体物性	2. 生体の機械的特性	(2)音響特性
午前87	専門基礎科目Ⅳ. 生体物性材料工学	(1)生体物性	5. 生体の熱特性	(1)熱伝導
午前88	専門基礎科目Ⅳ. 生体物性材料工学	(1)生体物性	7. 生体における輸送現象	(4)膜輸送
午前89	専門基礎科目Ⅳ. 生体物性材料工学	(2)医用材料	2. 安全性テスト	(1)〜(3)物性試験、溶出物試験、生物学的試験
午前90	専門基礎科目Ⅳ. 生体物性材料工学	(2)医用材料	4. 医用材料の種類	(1)金属材料

（平成24年版）国家試験出題基準による分類【午後】

問題番号	試験科目		大項目	中項目
午後01	専門基礎科目Ⅰ. 医学概論	(1)臨床工学に必要な医学的基礎	2. 公衆衛生	(2)疫学と衛生統計
午後02	専門基礎科目Ⅰ. 医学概論	(1)臨床工学に必要な医学的基礎	3. 関係法規	(1)医事
午後03	専門基礎科目Ⅰ. 医学概論	(1)臨床工学に必要な医学的基礎	5. 薬理学の基礎	(1)〜(2)薬物の投与・吸収・排泄、薬物の効果
午後04	専門基礎科目Ⅰ. 医学概論	(1)臨床工学に必要な医学的基礎	6. 病理学概論	(1)病気の種類
午後05	専門基礎科目Ⅰ. 医学概論	(2)人の構造及び機能	1. 生物学基礎	(4)組織
午後06	専門基礎科目Ⅰ. 医学概論	(2)人の構造及び機能	4. 循環	(2)心臓の収縮と血液の拍出
午後07	専門基礎科目Ⅰ. 医学概論	(2)人の構造及び機能	5. 血液	(2)血液の凝固と線維素溶解
午後08	専門基礎科目Ⅰ. 医学概論	(2)人の構造及び機能	9. 情報の受容と処理	(2)感覚機能
午後09	専門基礎科目Ⅰ. 医学概論	(2)人の構造及び機能	11. 生殖、発生、老化	(1)生殖器の構造と機能
午後10	専門科目Ⅴ. 臨床医学総論	(2)外科学概論	2. 創傷治療	(1)創傷治療の過程
午後11	専門科目Ⅴ. 臨床医学総論	(3)呼吸器系	1. 呼吸器系	(4)拘束性肺疾患
午後12	専門科目Ⅴ. 臨床医学総論	(4)循環器系	1. 血管病学	(2)動・静脈疾患
午後13	専門科目Ⅴ. 臨床医学総論	(4)循環器系	2. 心臓病学	(1)先天性心疾患
午後14	専門科目Ⅴ. 臨床医学総論	(5)内分泌系	1. 内分泌疾患	(4)副腎疾患
午後15	専門科目Ⅴ. 臨床医学総論	(6)神経・筋肉系	1. 神経・筋肉疾患	(1)神経系障害の症状
午後16	専門科目Ⅴ. 臨床医学総論	(7)感染症	2. 感染症	(15)原虫感染症
午後17	専門科目Ⅴ. 臨床医学総論	(8)腎・泌尿器・生殖器系	2. 尿路の疾患	(2)結石症
午後18	専門科目Ⅴ. 臨床医学総論	(9)消化器系	1. 消化器系疾患と治療	(2)胃・十二指腸疾患
午後19	専門科目Ⅴ. 臨床医学総論	(10)血液系	4. 出血性素因	(4)播種性血管内凝固(DIC)
午後20	専門科目Ⅴ. 臨床医学総論	(11)麻酔科学	1. 麻酔	(3)麻酔器と麻酔回路
午後21	専門科目Ⅴ. 臨床医学総論	(12)集中治療医学	2. 救急医療	(2)脳死
午後22	専門科目Ⅴ. 臨床医学総論	(13)手術医学	1. 感染防止	(1)院内感染(病院感染)
午後23	専門科目Ⅴ. 臨床医学総論	(14)臨床生理学	1. 機能検査	(6)腎機能検査
午後24	専門科目Ⅴ. 臨床医学総論	(16)臨床免疫学	3. 移植免疫	
午後25	専門科目Ⅲ. 生体計測装置学	(1)生体計測の基礎	2. 生体情報の計測	(2)〜(3)計測方法、計測器の構成
午後26	専門科目Ⅲ. 生体計測装置学	(1)生体計測の基礎	2. 生体情報の計測	(3)計測器の構成
午後27	専門科目Ⅲ. 生体計測装置学	(2)生体電気・磁気計測	1. 心臓循環器計測	(2)心電図の計測
午後28	専門科目Ⅲ. 生体計測装置学	(3)生体の物理・化学現象の計測	2. 脳・神経系計測	(2)脳波の計測
午後29	専門科目Ⅲ. 生体計測装置学	(3)生体の物理・化学現象の計測	1. 循環関連の計測	(1)〜(2)観血式血圧計、非観血式血圧計
午後30	専門科目Ⅲ. 生体計測装置学	(3)生体の物理・化学現象の計測	3. ガス分析計測	(1) 血液ガスの計測
午後31	専門科目Ⅲ. 生体計測装置学	(4)画像診断法	1. 超音波画像計測	(2)超音波診断装置
午後32	専門科目Ⅲ. 生体計測装置学	(4)画像診断法	2. エックス線画像計測	(1)〜(2)透過像計測、エックス線CT
午後33	専門科目Ⅱ. 医用治療機器学	(2)各種治療機器	1. 電磁気治療機器	(4)心臓ペースメーカ(植込み型を含む)
午後34	専門科目Ⅱ. 医用治療機器学	(2)各種治療機器	1. 電磁気治療機器	(5)カテーテルアブレーション装置
午後35	専門科目Ⅱ. 医用治療機器学	(2)各種治療機器	2. 機械的治療機器	(2)体外式結石破砕装置
午後36	専門科目Ⅱ. 医用治療機器学	(2)各種治療機器	3. 光治療機器	(1)レーザ手術装置
午後37	専門科目Ⅱ. 医用治療機器学	(2)各種治療機器	4. 超音波治療機器	(2)超音波切開凝固装置
午後38	専門科目Ⅱ. 医用治療機器学	(2)各種治療機器	6. 熱治療機器	(2)ハイパーサーミア装置
午後39	専門科目Ⅳ. 医用機器安全管理学	(1)医用機器の安全管理	2. 各種エネルギーの人体への危険性	(2)人体の電撃反応
午後40	専門科目Ⅳ. 医用機器安全管理学	(1)医用機器の安全管理	3. 安全基準	(2)医用電気機器の安全基準(JIST0601-1)
午後41	専門科目Ⅳ. 医用機器安全管理学	(1)医用機器の安全管理	3. 安全基準	(3)医用電気システムの安全基準(JIS T 0601-1-1)
午後42	専門科目Ⅳ. 医用機器安全管理学	(1)医用機器の安全管理	5. 安全管理技術	(2)保守点検管理業務
午後43	専門科目Ⅳ. 医用機器安全管理学	(1)医用機器の安全管理	6. 医療ガス	(1)医療ガスの種類
午後44	専門科目Ⅳ. 医用機器安全管理学	(1)医用機器の安全管理	7. システム安全	(4)フールプルーフとフェイルセーフ
午後45	専門科目Ⅳ. 医用機器安全管理学	(1)医用機器の安全管理	8. 電磁環境	(2)医療の現場におけるEMIの原因
午後46	専門科目Ⅳ. 医用機器安全管理学	(1)医用機器の安全管理	9. 関係法規等	(2)医療法
午後47	専門基礎科目Ⅱ. 医用電気電子工学	(1)電気工学	1. 電磁気学	(1)電界
午後48	専門基礎科目Ⅱ. 医用電気電子工学	(1)電気工学	1. 電磁気学	(3)電磁波
午後49	専門基礎科目Ⅱ. 医用電気電子工学	(1)電気工学	2. 電気回路	(3)直流回路
午後50	専門基礎科目Ⅱ. 医用電気電子工学	(1)電気工学	2. 電気回路	(3)直流回路
午後51	専門基礎科目Ⅱ. 医用電気電子工学	(1)電気工学	2. 電気回路	(5)交流回路
午後52	専門基礎科目Ⅱ. 医用電気電子工学	(1)電気工学	3. 電力装置	(2)電動機
午後53	専門基礎科目Ⅱ. 医用電気電子工学	(2)電子工学	1. 電子回路	(1)電子回路素子
午後54	専門基礎科目Ⅱ. 医用電気電子工学	(2)電子工学	1. 電子回路	(4)ディジタル回路
午後55	専門基礎科目Ⅱ. 医用電気電子工学	(2)電子工学	1. 電子回路	(3)アナログ回路

午後56	専門基礎科目Ⅱ. 医用電気電子工学	(2)電子工学	2. 通信工学	(2)通信方式
午後57	専門基礎科目Ⅱ. 医用電気電子工学	(3)情報処理工学	2. 情報処理	(2)信号処理
午後58	専門基礎科目Ⅱ. 医用電気電子工学	(3)情報処理工学	1. 電子計算機(コンピュータ)	(1)ハードウェア
午後59	専門基礎科目Ⅱ. 医用電気電子工学	(3)情報処理工学	1. 電子計算機(コンピュータ)	(3)ネットワーク
午後60	専門基礎科目Ⅱ. 医用電気電子工学	(3)情報処理工学	2. 情報処理	(1)情報表現と論理演算
午後61	専門基礎科目Ⅱ. 医用電気電子工学	(3)情報処理工学	2. 情報処理	(1)情報表現と論理演算
午後62	専門基礎科目Ⅱ. 医用電気電子工学	(3)情報処理工学	2. 情報処理	(2)信号処理
午後63	専門基礎科目Ⅱ. 医用電気電子工学	(4)システム工学	1. システムと制御	(1)システム理論
午後64	専門科目Ⅰ. 生体機能代行装置学	(1)呼吸療法装置	1. 原理と構造	(5)高気圧治療装置
午後65	専門科目Ⅰ. 生体機能代行装置学	(1)呼吸療法装置	2. 呼吸療法技術	(6)患者状態の把握
午後66	専門科目Ⅰ. 生体機能代行装置学	(1)呼吸療法装置	2. 呼吸療法技術	(5)喀痰等の吸引
午後67	専門科目Ⅰ. 生体機能代行装置学	(1)呼吸療法装置	2. 呼吸療法技術	(6)患者状態の把握
午後68	専門科目Ⅰ. 生体機能代行装置学	(1)呼吸療法装置	1. 原理と構造	(1)酸素療法装置
午後69	専門科目Ⅰ. 生体機能代行装置学	(2)体外循環装置	1. 原理と構成	(3)人工心肺
午後70	専門科目Ⅰ. 生体機能代行装置学	(2)体外循環装置	2. 体外循環の病態生理	(1)体外循環と血液
午後71	専門科目Ⅰ. 生体機能代行装置学	(2)体外循環装置	2. 体外循環の病態生理	(1)体外循環と血液
午後72	専門科目Ⅰ. 生体機能代行装置学	(2)体外循環装置	3. 体外循環技術	(3)モニタリング
午後73	専門科目Ⅰ. 生体機能代行装置学	(2)体外循環装置	4. 補助循環法	(1)補助循環
午後74	専門科目Ⅰ. 生体機能代行装置学	(3)血液浄化療法装置	1. 原理と構造	(4)血液浄化器
午後75	専門科目Ⅰ. 生体機能代行装置学	(3)血液浄化療法装置	1. 原理と構造	(4)血液浄化器
午後76	専門科目Ⅰ. 生体機能代行装置学	(3)血液浄化療法装置	2. 血液浄化の実際	(4)バスキュラーアクセス
午後77	専門科目Ⅰ. 生体機能代行装置学	(3)血液浄化療法装置	1. 原理と構造	(4)血液浄化器
午後78	専門科目Ⅰ. 生体機能代行装置学	(3)血液浄化療法装置	3. 安全管理	(3)事故対策
午後79	専門科目Ⅰ. 生体機能代行装置学	(3)血液浄化療法装置	3. 安全管理	(2)関連装置・機器の保守点検
午後80	専門基礎科目Ⅲ. 医用機械工学	(1)医用機械工学	1. 力学の基礎	(2)力と運動
午後81	専門基礎科目Ⅲ. 医用機械工学	(1)医用機械工学	2. 材料力学	(1)機械的特性
午後82	専門基礎科目Ⅲ. 医用機械工学	(1)医用機械工学	3. 流体力学	(3)ベルヌーイの定理
午後83	専門基礎科目Ⅲ. 医用機械工学	(1)医用機械工学	5. 波動と音波、超音波	(2)音波、超音波
午後84	専門基礎科目Ⅲ. 医用機械工学	(1)医用機械工学	6. 熱と気体	(2)熱力学
午後85	専門基礎科目Ⅳ. 生体物性材料工学	(1)生体物性	1~6. 生体の電気的特性 他	
午後86	専門基礎科目Ⅳ. 生体物性材料工学	(1)生体物性	4. 生体と放射線	(3)放射線の測定
午後87	専門基礎科目Ⅳ. 生体物性材料工学	(1)生体物性	6. 生体の光特性	(1)~(4)波長、反射、吸収、散乱
午後88	専門基礎科目Ⅳ. 生体物性材料工学	(2)医用材料	1. 医用材料の条件	(3)滅菌による材料の変性
午後89	専門基礎科目Ⅳ. 生体物性材料工学	(2)医用材料	3. 相互作用	(7)血液適合性
午後90	専門基礎科目Ⅳ. 生体物性材料工学	(2)医用材料	5. 材料化学	(1)結合

第26回臨床工学技士国家試験

午前問題解説

[26回-午前-問題1] 個人情報保護について**誤っている**のはどれか。（医学概論）
1. 患者の住所は保護の対象となる。
2. 院内で患者の治療のためにスタッフ間で情報共有する場合は対象外である。
3. 五十音順に並べられた患者名の一覧表は保護の対象となる。
4. コンピュータで検索可能な状態にされた患者名データは保護の対象となる。
5. 死亡した患者名の一覧表は保護の対象となる。

◆キーワード
個人情報の保護に関する法律

◆解 説
　個人情報の保護に関する法律において個人情報とは、生存する個人に関する情報であり、情報に含まれる氏名、生年月日その他の記述等により特定の個人を識別することができるもの（他の情報と容易に照合することができ、それにより特定の個人を識別することができることとなるものを含む）をいう。また、個人情報データベース等とは、個人情報を含む情報の集合物であって、特定の個人情報をコンピュータを用いて容易に検索することができるように体系的に構成したものを示す。

2. 院内で患者の治療のためにスタッフ間で情報を共有することは、個人情報の保護に関する法律の対象とはならない。
5. 個人情報の保護に関する法律において個人情報とは、生存する個人に関する情報である。

[正解　5]

◆過去5年間に出題された関連問題
　該当なし

[26回-午前-問題2] 公的医療保険で誤っているのはどれか。（医学概論）
1. 現物給付である。
2. 患者負担割合は一律3割である。
3. 保険点数は実施した診療行為ごとに定められている。
4. 大きくは被用者保険、国民健康保険、後期高齢者医療に分けられる。
5. 我が国では国民皆保険が実現されている。

◆キーワード
医療保険制度

◆解説
　わが国の医療保険は被用者保険、国民健康保険および後期高齢者医療に大別され、国民皆保険が実現されている。

1. 平成23年6月現在医療給付内容は、診察、薬剤、治療材料、処置・手術、在宅医療・看護、入院・看護、食事療法、訪問看護についての給付が行われ、被保険者はもちろんのこと、被扶養者についても現物給付となっている。
2. 被用者保険、国民健康保険の患者負担割合は被保険者、被扶養者は一律3割であるが、未就学児は2割、71歳以上の者については一般の人は1割、現役並み所得者は3割となっている。
3. 診療報酬は、原則として実地した医療行為ごとに点数が決められている。

[正解　2]

<文　献>
　厚生労働統計協会　編：国民衛生の動向2011/2012．厚生労働統計協会．2011．P217～P218

◆過去5年間に出題された関連問題
　[23回-午前-問題1]

[26回-午前-問題3] 酵素の働きにおいて最もよくみられる基質濃度と反応速度の関係はどれか。ただし、両軸は等分目盛とする。（医学概論）

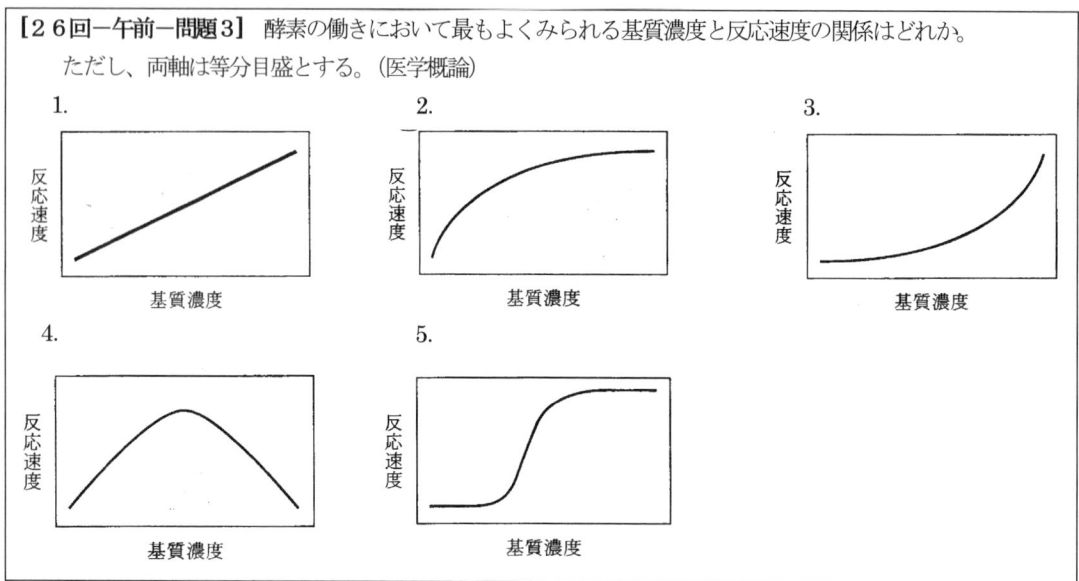

◆キーワード

酵素　反応速度論　ミカエリス・メンテン（Michaelis-Menten）式

◆解　説

　酵素の反応速度の問題。基質がひとつで反応産物がひとつである酵素反応では、酵素反応速度（vi）は基質濃度［S］を増加させると最大値（Vmax）に達するまで増加する。基質濃度をさらに上げても反応速度（vi）がそれ以上に増加しなくなる状態のことを酵素が基質によって飽和されたという。基質濃度［S］と反応速度（vi）の関係を示す曲線は双曲線（hyperbolic）となり、数学的には以下の式で表され、

$$vi = \frac{Vmax[S]}{Km+[S]} = Vmax - \frac{Vmax \times Km}{Km+[S]}$$

ミカエリス・メンテン式と呼ばれる。ここでミカエリス定数（Km）とは、ある特定の酵素量で、到達できる最大速度（Vmax）の1/2の反応速度を与える基質濃度である。

　選択肢の中から、上限のある、ほぼ双曲線とみなせるのは設問2のグラフである。

1. 基質濃度と反応速度は直線関係にはない。
2. 上限のある双曲線とみなせる。
3. 双曲線だが上限がない。
4. 基質濃度が上昇しているのに、反応速度が低下することはない。
5. シグモイドカーブでありミカエリス・メンテン式とは一致しない。

［正解　2］

＜文　献＞

　上代淑人、清水孝雄　監訳：イラストレイテッド　ハーパー生化学. 丸善株式会社. 2011. P78

◆過去5年間に出題された関連問題

　該当なし

[26回-午前-問題4] 薬物の生物学的半減期を延長させるのはどれか。(医学概論)
a. 消化管からの吸収能力の低下
b. 血液から各組織への移行速度の低下
c. 肝臓の代謝能力の低下
d. 腎臓の排泄能力の低下
e. 総投与量の減少

1. a、b　　2. a、e　　3. b、c　　4. c、d　　5. d、e

◆キーワード

薬物動態学　半減期　吸収　分布　代謝　排泄

◆解　説

　薬物動態学（Pharmacokinetics）の問題。生体に投与された薬物の動態は、吸収（Adsorption）、分布（Distribution）、代謝（Metabolism）、排泄（Excretion）の4つの因子（ADME：アドメ）で決定される。薬物の生物学的半減期とは薬物の代謝・排泄相において、ある時点から、その時の濃度の1/2に減少した時点までの時間のことをいう。したがって、吸収、分布に関与する因子の影響は受けず、代謝、排泄に関与する因子の影響を受ける。肝排泄については肝臓の代謝能力が、腎排泄については腎臓の排泄能力が関与する。消化管からの吸収能力は吸収、血液から各組織への移行速度は分布に影響する因子なので関係しない。総投与量は原則として、最高血中濃度には影響するが、半減期には影響しない。

a. 吸収に要する時間や吸収量の低下の原因となる。半減期を延長させる事はない。
b. 血液から各組織への移行速度の低下は血中濃度が組織の濃度と平衡に達するのに要する時間の延長につながる。これは分布に関連する因子であり、半減期の延長の原因とはならない。
c. 肝臓で代謝、排泄される薬剤の半減期の延長の原因となる。
d. 腎臓から排泄される薬剤の半減期の延長の原因となる。
e. 総投与量の減少は最高血中濃度の低下の原因となるが、原則として半減期は変化しない。

［正解　4］

<文　献>

　小野哲章ほか　編：臨床工学技士標準テキスト　改訂第2版. 金原出版. 2012. P106
　平田純生ほか　編：透析患者への投薬ガイドブック　改訂第2版. じほう. 2009. P19

◆過去5年間に出題された関連問題

　［22回-午前-問題5］　　［23回-午前-問題4］

[26回−午前−問題5] 遺伝子損傷の可能性が最も高いのはどれか。(医学概論)
1. 心電図検査
2. 超音波検査
3. エックス線検査
4. MRI 検査
5. スパイロメトリー

◆キーワード

遺伝子損傷　電離放射線

◆解説

医療検査機器の安全性に関する問題。遺伝子損傷は電離放射線（アルファ線、重陽子線、陽子線、ベータ線、電子線、中性子線、ガンマ線及びエックス線）や化学物質によって起こる。電離放射線はエックス線装置、サイクロトロン、ベータトロンその他の荷電粒子を加速する装置の使用の際や放射性物質を取り扱う際に曝露する危険性がある。また選択肢の中で化学物質に曝露する可能性のあるものはない。

1. 心電図は生体電気信号を検出する生体計測装置であり、遺伝子損傷の可能性はない。
2. 臨床で使用される超音波は、熱発生はあっても可逆的で障害は残らないとされている。
3. 放射線はDNA主鎖切断や塩基への障害を起こし、塩基への障害は直接に、あるいはDNAの誤修復などを介して、種々の突然変異をひき起こす。これは発ガンに関与したり、遺伝的影響に関係する。したがって、エックス線検査は遺伝子損傷を起こす。
4. MRI検査は、放射線を使用しないため、被曝がなく、低侵襲性の検査と考えられている。強磁場の中に入るために、体内の磁性体に対する吸引の問題やラジオ周波数（radio frequency, RF）による発熱の問題が指摘されているが、遺伝子損傷のリスクはないと考えられている。
5. スパイロメトリーは肺機能検査で遺伝子損傷する可能性はない。

[正解　3]

<文献>

杉本恒明ほか　編：内科学　第9版．朝倉出版．2007．P16
篠原一彦　他　編：臨床医学講座　医用機器安全管理学．医歯薬出版．2012．P18〜P26
川光秀昭　他：3T-MR装置の安全性．日本放射線技術学会雑誌．2008．P1575

◆過去5年間に出題された関連問題

該当なし

[26回-午前-問題6] ヘモグロビンの酸素解離曲線を図に示す。

$P_{O_2}=100mmHg$ で酸素を結合した 10g のヘモグロビンは $P_{O_2}=40mmHg$ ではおよそ何 mL の酸素を放出するか。

ただし、1g のヘモグロビンは 1.34mL の酸素を結合できる。(医学概論)

1. 3
2. 5
3. 8
4. 10
5. 13

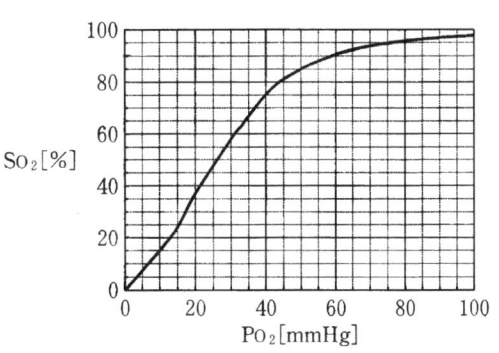

◆キーワード

酸素解離曲線　ヘモグロビン

◆解　説

　ヘモグロビンの酸素飽和度(S_{O_2})と酸素分圧(P_{O_2})の関係は、ヘモグロビンの酸素解離曲線として示され、ヘモグロビンのアロステリック効果のためにS字状曲線になる。動脈血の P_{O_2} 100mmHg では飽和度は 97.5% であり、静脈血の P_{O_2} 40mmHg では飽和度は 75% であって、この差の 22.5%分が組織に供給された酸素分に相当する。ただし生体内では、二酸化炭素分圧、体温、pH などがこの曲線を左右にシフトさせるため(特に、右にシフトさせる効果をボーア効果という)、肺と組織における実際の値は1本の曲線で表すことはできない。

　問題中の曲線から、P_{O_2}=100mmHg 時の S_{O_2} と P_{O_2}=40mmHg 時の S_{O_2} を読み取ると、それぞれ、97.5% と 75% になる。すなわちこの差である 22.5%がヘモグロビンから放出された酸素ということになる。一方ヘモグロビンは、1g あたり 1.34mL の酸素を結合できると仮定しているので、10g のヘモグロビンは最大 13.4mL の酸素と結合できることになる。そこで、放出された酸素量は次式で求めることができる。

$$13.4\times 0.975 - 13.4\times 0.75 = 13.4\times 0.225 = 3.015 \fallingdotseq 3$$

[正解　1]

<文　献>

廣瀬稔ほか　編：臨床工学講座　生体機能代行装置学　呼吸療法装置．医歯薬出版．2012．P25〜P26、P40
大地陸男　編：生理学テキスト　第7版．文光堂．2013．P353〜P354

◆過去5年間に出題された関連問題

該当なし

[26回−午前−問題7] 誤っているのはどれか。（医学概論）
1. 左心房と左心室の間には僧帽弁がある。
2. 冠状動脈は上行大動脈起始部から出る。
3. 小腸の静脈血は門脈に集められる。
4. 胸管は右静脈角に入る。
5. 動脈壁は3層からなる。

◆キーワード
心臓　血管　リンパ管

◆解　説
1. 心臓には2種類の弁がある。心房と心室の境界に位置する弁が房室弁で、右心房と右心室の間に位置する弁を三尖弁、左心房と左心室の間に位置する弁を僧房弁（二尖弁）と呼ぶ。また、心室から動脈への出口に位置する弁が動脈弁で、右心室から肺動脈への出口に位置する弁を肺動脈弁、左心室から大動脈への出口に位置する弁を大動脈弁と呼び、それぞれ3枚の半月弁からなる。
2. 冠状動脈は大動脈弁基部に入口があり、右半月弁の基部に右冠状動脈の入口が、左半月弁の基部に左冠状動脈の入口がそれぞれ位置している。
3. 腹部の消化管およびその付属器官と脾臓からの血液はすべて集められ、1本の静脈となって肝門から肝臓に入る。この静脈を門脈と呼ぶ。
4. リンパ管系は人体の左右でその走行が大きく異なっている。下半身から集まるリンパ管は大動脈の横を走る胸管となって1本にまとまり、左上半身からのリンパ管と合流して左静脈角（内頸・鎖骨下静脈の合流部）で静脈に流入する。一方、右上半身からのリンパ管は右静脈角に流入する。
5. 動脈の壁は内腔側から内膜、中膜、外膜の3層構造になっている。内膜は内腔を覆う一層の内皮細胞と、若干の結合組織からなる。中膜は最も厚い層を成し、平滑筋細胞と弾性線維がシート状に集まっている。外膜は疎性結合組織からなる。

[正解　4]

<文　献>
小野哲章ほか　編：臨床工学技士標準テキスト　第2版. 金原出版. 2012. P31〜P32、P35〜P38
日野原重明ほか　編：系統看護学講座　解剖生理学　第8版. 医学書院. 2012. P159〜P163、P180〜P181、P192〜P193

◆過去5年間に出題された関連問題
[22回−午後−問題6]　[24回−午前−問題8]

[26回－午前－問題8] 誤っているのはどれか。（医学概論）
1. 糖質コルチコイドはステロイドホルモンである。
2. カルシトニンは甲状腺から分泌される。
3. 水溶性ホルモンの受容体は細胞膜表面にある。
4. バソプレッシンは下垂体前葉から分泌される。
5. サイロキシンはヨウ素を含む。

◆キーワード

水溶性・脂溶性ホルモン　糖質コルチコイド　カルシトニン　バソプレッシン　サイロキシン

◆解　説

　ホルモンの化学構造により、大きく水溶性ホルモンと脂溶性ホルモンに分類できる。水溶性ホルモンは細胞膜を通過できないため、受容体が細胞膜表面にあり、細胞内情報伝達系を介して細胞反応が誘導される。一方、脂溶性ホルモンは細胞膜を通過できるため、受容体が細胞質に存在し、受容体に結合したホルモンは複合体となって核内に移行し、DNAの特定部位と結合してDNAの転写を調節する。甲状腺ホルモンはアミン型ホルモンであるが、細胞膜を通過し、細胞質受容体または直接核受容体と結合し、DNAの転写調節を行う。

1. 副腎皮質ホルモン（糖質コルチコイド、鉱質コルチコイド、副腎男性ホルモン）はステロイドホルモンに分類され、コレステロールから合成される脂溶性ホルモンである。
2. 甲状腺傍濾胞細胞から分泌されるカルシトニンと副甲状腺ホルモン（パラソルモン）は活性ビタミンDとともにカルシウム代謝の調節に重要なホルモンである。カルシトニンは骨吸収を抑制し、血中カルシウム濃度を低下させ、パラソルモンは逆の作用である。
3. 水溶性ホルモンは細胞膜を通過できないため、受容体が細胞膜表面にあり、細胞内情報伝達系を介して細胞反応が誘導される。
4. バソプレッシンはペプチドホルモンで、視床下部の神経細胞で合成され、軸索流により下垂体後葉（神経下垂体）に運ばれ神経終末に蓄えられる。この神経細胞が興奮すると、蓄えられていたホルモンが血中に放出される。
5. 一般的にサイロキシン（T4）とトリヨードサイロニン（T3）を甲状腺ホルモンと呼ぶ。甲状腺ホルモンはヨウ素イオン（I）と結合したチロシンから合成され、ヨウ素イオンを4つ結合しているものをT4、3つ結合しているものをT3と呼ぶ。甲状腺から分泌される割合は、T4が80％、T3が20％であるが、T4は末梢組織中で代謝を受け、T3となる。ちなみに生理的活性は、T3のほうがT4の約10倍高い。

［正解　4］

<文　献>

　大地陸男　編：生理学テキスト　第7版. 文光堂. 2013. P190〜P194、P201〜P208

◆過去5年間に出題された関連問題

　［22回－午前－問題9］　［23回－午前－問題8］　［24回－午後－問題8］

【26回-午前-問題9】皮膚について誤っているのはどれか。（医学概論）
1. 鳥肌が立つのは立毛筋の作用による。
2. アポクリン汗腺は背中に多い。
3. メラニン色素には日光紫外線による遺伝子損傷を防ぐ効果がある。
4. エクリン汗腺は体温調節に関与している。
5. 褥瘡は体位変換ができない患者によくみられる。

◆キーワード

立毛筋　アポクリン腺　エクリン腺　メラニン　褥瘡

◆解　説
1. 立毛筋が収縮することにより、斜めになっている毛根が垂直に近くなり、毛が生えている周囲の皮膚が盛り上がった様が、鳥の皮膚の様相と似ることから鳥肌という。動物一般では、寒冷時に毛を逆立てることにより、皮膚表面に接する空気層を厚くして熱の放散を減らす意味があるが、人では体毛がないに等しいため、生理学的にはほとんど効果を示さない。ちなみに立毛筋の収縮は、交感神経のみの支配を受ける。
2. 汗腺には、エクリン腺とアポクリン腺があり、エクリン腺はほぼ全身に分布し、水分に富む薄い汗を分泌する。特に手掌や足底、顔面でよく発達している。一方、アポクリン腺の分布は、腋窩、会陰部、耳道などに集中してみられ、脂肪やタンパク質に富む汗を分泌する。もともと両者とも臭わない液体であるが、特にアポクリン腺からの汗は細菌が繁殖しやすいために、臭いを生じることが多い。生理的発汗を支配しているのは交感神経のみである。
3. メラニンは、遺伝子損傷により発癌性を示す紫外線が皮膚深部に到達することを防ぐ役割を担っている。
4. エクリン腺は全身に分布し、特に露出部に多く分布することから、この発汗は体温調節に役立っている。
5. 褥瘡は、自分の意志で寝返りのできない場合に、骨と寝床の間で皮膚と皮下組織が圧迫されて、壊死を起こしたものである。皮膚が圧迫されると血流が減少し、それが長時間続くと皮膚が壊死して潰瘍を生じる。褥瘡の潰瘍の深いものは、筋膜や骨にまで及ぶことがある。

［正解　2］

＜文　献＞

日野原重明ほか　編：系統看護学講座　解剖生理学　第8版．医学書院．2012．P449〜P451、P466

◆過去5年間に出題された関連問題
該当なし

【26回-午前-問題10】 ショックの全身性反応でないのはどれか。(臨床医学総論)
1. 頻脈
2. 尿量減少
3. 皮膚乾燥
4. 末梢血管虚脱
5. 顔面蒼白

◆キーワード

ショック　全身性症状　循環障害

◆解　説

　ショックとは全身性の急性循環不全により、重要臓器の機能維持に必要な血流や酸素の供給が困難になった結果、発生する種々の異常を伴った状態をいう。
　原因としては、
　　① 循環血液量の不足　　　(低容量性、出血性)
　　② 心臓ポンプ作用の低下　(心原性)
　　③ 重症感染　　　　　　　(敗血症性)
　　④ 血管の緊張低下　　　　(血管運動性、神経原性)
　　⑤ アナフィラキシー性
などが挙げられる。

　臨床症状としては、
　　① 皮膚　　　(蒼白、チアノーゼ、冷感、発汗)
　　② 心血管系　(血圧低下、頻脈性不整脈、肺水腫、頸静脈の怒張、心雑音)
　　③ 中枢神経系(意識レベルの変動、不穏、興奮)
　　④ 呼吸器系　(頻呼吸、過呼吸、ラ音)
　　⑤ 腎　　　　(乏尿)
　　⑥ 代謝　　　(悪寒、発熱、低体温、呼吸性アルカローシス、代謝性アシドーシス)
などの症状を呈する。

3. 皮膚は蒼白、発汗となる。
4. 循環血液量減少により、心拍出量の減少と低血圧を来たし、このとき末梢血管は血圧を維持するために収縮し、末梢の循環障害を引き起こす。

[正解　3]

<文　献>
　井村　裕夫ほか　編：わかりやすい内科学．文光堂．2008．P1134

◆**過去5年間に出題された関連問題**
　［22回-午前-問題10］

[26回−午前−問題11] 肺癌による圧迫・浸潤が原因で発生する症状で**ない**のはどれか。(臨床医学総論)
1. 嚥下困難
2. 嗄声
3. ホルネル徴候
4. 上大静脈症候群
5. クッシング症候群

◆キーワード

肺癌　上大静脈症候群

◆解説

　肺癌は、気管支上皮、気管支腺、肺胞上皮などに発生する癌であり、組織学的には扁平上皮癌、腺癌、大細胞癌、小細胞癌などに分けられる。

　肺癌が発育して進展すると、食道、反回神経、交感神経、上大静脈などの隣接臓器を圧迫、浸潤するため、多彩な症状を示す。

影響する部位	発生症状
食道	嚥下困難
反回神経	嗄声
交感神経	ホルネル徴候
上大静脈	上大静脈症候（顔面浮腫、チアノーゼ、頸静脈怒張）

5. 肺癌には異所性ホルモンを産生する例があり、ACTHを分泌すればクッシング症候群であり、セロトニンを分泌すればカルチノイド症候群と称する。

[正解　5]

<文献>

　篠原一彦ほか　編：臨床工学講座　臨床医学総論. 医歯薬出版. 2012. P69〜P72

◆過去5年間に出題された関連問題

　[23回−午前−問題12]

[26回-午前-問題12] 慢性閉塞性肺疾患（COPD）の呼吸機能検査所見で**誤っている**のはどれか。（臨床医学総論）

1. 最大換気量の減少
2. 1秒率の低下
3. 努力肺活量の増加
4. 気道抵抗の増加
5. 静肺コンプライアンスの増加

◆キーワード

COPD　呼吸機能検査

◆解　説

　慢性閉塞性肺疾患（COPD）は、慢性の呼吸困難を主症状とし、臨床的、生理的に閉塞性換気障害を主徴とする症候群的な意味合いを持つ疾患群である。肺気腫、末梢気道疾患、慢性気管支炎などが挙げられる。

　COPDの診断は呼吸機能検査によって行い、1秒量（FEV$_1$）を努力肺活量（FVC）で割った1秒率（FEV$_1$%）の値が70％未満の時に、COPDと診断される。

　肺機能検査では、
① 1秒率の低下
② 残気量の増加
③ 最大換気量の減少
④ 気道抵抗の増加

が見られる。

3. 努力性肺活量（FVC）は、出来るだけ大きく息を吸って、一気に吐き出すことができる量。呼吸機能に問題がなければ努力性肺活量（FVC）は正常の肺活量との差はないが、閉塞性疾患や肺の弾性が低下するような障害を持っている場合は低くなる。

[正解　3]

＜文　献＞

　廣瀬稔ほか　編：臨床工学講座　生体機能代行装置学　呼吸療法装置．医歯薬出版．2012．P31～P33

◆過去5年間に出題された関連問題

　[24回-午後-問題11]

[26回-午前-問題13] 二次性低血圧症の原因となるのはどれか。（臨床医学総論）

a. 脱　水
b. 心不全
c. 甲状腺機能亢進症
d. 褐色細胞腫
e. アジソン病

1. a、b、c　　2. a、b、e　　3. a、d、e　　4. b、c、d　　5. c、d、e

◆キーワード

低血圧症　本態性低血圧　二次性低血圧

◆解　説

　収縮期血圧 100mmHg 以下を低血圧という。本態性低血圧と二次性低血圧の他、起立性低血圧などの一過性低血圧もある。

　二次性低血圧は、病気により血圧が低下してしまうことをいい、特徴としては、原因がはっきりしていることである。急激に血圧が低下する急性二次性低血圧症や、常に血圧が下がっている慢性二次性低血圧に分けることができる。

　原因としては、
　① 脱水
　② 甲状腺機能低下症
　③ アジソン病
　④ 心不全
などがある。

c. 二次性低血圧症では甲状腺機能低下による。
d. 褐色細胞腫の症状としては、高血圧、発汗、頭痛などがある。二次性高血圧の原因（動脈硬化、大動脈炎症候群、原発性アルドステロン症、クッシング症候群）の一つとして挙げられる。

[正解　2]

＜文　献＞

篠原一彦ほか　編：臨床工学講座　臨床医学総論．医歯薬出版．2012．P89

◆過去5年間に出題された関連問題

該当なし

[２６回－午前－問題１４] 心房細動の治療で正しいのはどれか。(臨床医学総論)
a. 非同期電気的除細動
b. 冠動脈バイパス術
c. ステント治療
d. カテーテル焼灼術
e. メイズ（Maze）手術

1. a、b　　2. a、e　　3. b、c　　4. c、d　　5. d、e

◆キーワード

心房細動　カテーテル焼灼術

◆解　説

心房細動は、心房が不規則かつ頻回（300／分 以上）に興奮する場合で、これらの興奮のうち 1/3〜1/4 が心室へ伝導される。

特徴としては、
① 心電図ではＰ波が消失。基線はいつも細かく揺れている（ｆ波の出現）Ｒ−Ｒ間隔不規則。
② 心収縮の間隔が不規則
③ 左心房に血栓を生じる危険がある
がある。

治療方法としては、
① 洞調律への復帰：抗不整脈薬或は電気ショック。電極カテーテルによる高頻度刺激、カテーテルアブレーション（熱灼）、Maze手術
② 心拍数の制御：ベラパミルやジギタリス、β遮断薬
③ 抗凝血療法：アスピリン（抗血小板薬）やワルファリン（抗凝固薬）の投与
などがある。

a. 心房細動に対しては、心室に影響しないように心電図のＲ波にタイミングを合わせて（Ｒ波同期）除細動を行う。同期せずに行うと、受攻期に通電され、心室細動を起こす危険性がある。
b. 冠動脈バイパス術は、閉塞した冠動脈部分を胸部・胃・前腕の動脈、下肢の静脈等を用いて、狭窄もしくは閉塞した部分に血流の迂回路を作り、冠状動脈の血流を改善する方法。
c. ステントは、人体の管状部分（血管等）を管腔内部から拡げる金属でできた筒状の物である。治療法によって薬剤が塗布されたものとそうでないものがある。長期間にわたり血管の開存が維持できる。

[正解　5]

<文　献>
医療情報科学研究所　編：病気がみえる vol.2　循環器第2版．メディックメディア．2008．P78〜P79

◆過去５年間に出題された関連問題
[２１回－午前－問題２５]　[２３回－午後－問題１２]　[２４回－午後－問題１４]
[２５回－午前－問題１３]

[26回-午前-問題15] 原発性副甲状腺機能低下症で認められる所見はどれか。（臨床医学総論）
　a. 多飲・多尿
　b. 消化性潰瘍
　c. 高リン血症
　d. テタニー症状
　e. 骨塩量低下

　1. a、b　　2. a、e　　3. b、c　　4. c、d　　5. d、e

◆キーワード

副甲状腺機能低下症　低Ca血症　高P血症

◆解 説
　副甲状腺機能低下症は、副甲状腺ホルモン（PTH）の作用不足により低Ca血症、高P血症をきたした病態をいう。PTH分泌不全による特発性or続発性副甲状腺機能低下症と、PTHに対する不応性による偽性副甲状腺機能低下症がある。原発性は特発性との定義は異なるが、所見に関しては同じと考えてよい。
　副甲状腺機能低下症の成因としては、副甲状腺に腺腫、過形成、悪性結節などができることによって引き起こされる。この疾患では低Ca血症が起こり、低Ca血症による症状としてテタニー症状、精神障害、白内障、QT延長などがみられる。
　また、尿中Caの低下、血清Pの上昇の所見がみられ、頭部CTにて、大脳基底核や大脳白質内に異常石灰化像を認めるとき、副甲状腺機能低下症を疑う。

a. 多飲・多尿は高Ca血症による症状の代表であり、副甲状腺機能亢進症により起こる。
b. 副甲状腺機能亢進症によりCa濃度が上昇することにより、食欲不振、嘔吐、便秘、消化性潰瘍による腹痛などの所見を認める。
e. 骨塩量低下は骨脱灰の所見であり、副甲状腺機能亢進症により起こる。

［正解　4］

＜文　献＞
　医療情報科学研究所　編：病気がみえるvol.3　糖尿病・代謝・内分泌．メディックメディア．2008．P196
　　～P197

◆過去5年間に出題された関連問題
　［24回-午前-問題15］

[２６回－午前－問題１６] 病原体と疾患との組合せで**誤っている**のはどれか。（臨床医学総論）
1. ニューモシスチス・ジロベチ ────── 肺　炎
2. マイコプラズマ ────── 肺　炎
3. ロタウイルス ────── 下痢症
4. クロストリジウム・ディフィシル ────── 偽膜性腸炎
5. ヒトパピローマウイルス ────── 卵巣癌

◆キーワード

ニューモシスチス肺炎　マイプラズマ肺炎　ロタウイルス　クロストリジウム感染　ヒトパピローマウイルス

◆解　説
1. ニューモシスチス肺炎は免疫不全宿主に、ニューモシスチス・ジロベチが感染することによって引き起こされる重症肺炎である。AIDS 患者の 40%は本症で発症するため、HIV 感染者において最も重要な真菌感染症である。急な発熱、乾性咳嗽、呼吸困難が三大症状である。

2. マイコプラズマ感染症はMycoplasma Pneumoniae（マイコプラズマ ニューモニアエ）が飛沫感染することによる肺炎であり、非定型肺炎の中で最も多い。潜伏期間は2～3週間と他の細菌に比べて長い。健康な小児～成人の肺炎の主原因の1つで、咳嗽などの臨床症状が強いが、ラ音などの診察所見には乏しい。

3. ロタウイルス感染症は、rotavirus（ロタウイルス）による感染症で、乳児の下痢症の主因であり約70%を占める。冬季に多く、感染力が非常に強い。粘液・膿・血液を含まない、白色ないし黄白色の水様性下痢便を呈するが、適切な治療を行えば1週間で回復する、予後良好な疾患である。

4. 偽膜性大腸炎は、抗菌薬の使用による腸内細菌叢の変化（菌交代現象）が契機となって、もともと腸内にいたClostridium diffcile（クロストリジウム ディフィシル）が増殖し、その産生毒素が原因となり下痢を引き起こす。薬剤性大腸炎の1つである。高齢者や癌・白血病などの患者に多く、粘血性ないし水様性下痢を呈する。

5. ヒトパピローマウイルス（HPV）は、パピローマウイルス科に属する DNA ウイルスであり、ウイルスの型により様々な病型を呈する。尖圭コンジローマでは6型、11型などのローリスク型で発癌が低いが、若年性の子宮頸癌では16型、18型のハイリスク型 HPV に感染していることが多い。また、HPV は子宮頸癌や皮膚癌の原因ウイルスとしてだけではなく、口腔癌、咽頭癌、外陰癌、肛門癌などにも関わりがある。

[正解　5]

<文　献>
医療情報科学研究所　編：病気がみえる vol.6　免疫・膠原病・感染症．メディックメディア．2009．

◆過去5年間に出題された関連問題

該当なし

【２６回－午前－問題１７】 ネフローゼ症候群の診断に必須なのはどれか。（臨床医学総論）
　a．尿　量　≦　500mL/日
　b．尿蛋白　≧　3.5g/日
　c．血清総蛋白　≦　6.0g/dL
　d．血清カリウム　≧　6mEq/L
　e．糸球体濾過量　≦　60mL/分/1.73m²

　　1．a、b　　2．a、e　　3．b、c　　4．c、d　　5．d、e

◆キーワード

ネフローゼ症候群　低タンパク血症

◆解　説
　ネフローゼ症候群とは、糸球体毛細血管の基底膜の透過性亢進により、尿中に多量のタンパク質が失われ、血中のタンパク質の減少（膠質浸透圧の低下）から浮腫をきたす状態。原因により一次性（原発性）・二次性に分ける。二次性には糖尿病性腎症、膠原病性腎症、アミロイド腎などがある。
　ネフローゼの診断基準には下記の４つがある
　　① タンパク尿　　　：　１日 3.5g 以上の尿タンパクを持続
　　② 低タンパク血症　：　血清総タンパク　6.0g/dL 以下、血清アルブミン値　3.0g/dL 以下
　　③ 高脂血症　　　　：　コレステロール値　250mg/dL 以上
　　④ 浮腫
　上記のタンパク尿、低タンパク血症（低アルブミン血症）は、本症候群の必須条件である。
　しかし、高脂血症、浮腫は本症候群診断のための必須条件ではない。

［正解　3］

＜文　献＞
　　医療情報科学研究所　編：病気がみえる vol.8　腎・泌尿器．メディックメディア．2012．P121

◆過去５年間に出題された関連問題
　　［２２回－午後－問題２４］

【26回-午前-問題18】 尿路感染症のリスク因子でないのはどれか。（臨床医学総論）
1. 糖尿病
2. 尿路結石
3. 神経因性膀胱
4. 利尿剤投与
5. 尿道カテーテル留置

◆キーワード
尿路感染症

◆解説
　尿路感染症は腎臓、尿管、膀胱、尿道に生じた感染症のことを指す。また、尿路感染症は、基礎疾患をもたない単純性尿路感染症と基礎疾患をもつ複雑性尿路感染症に分けられる。

　単純性尿路感染症は、基礎疾患がないので尿路感染防御機構は正常であるが、強い尿路付着性がある細菌（主に大腸菌）が外陰部から侵入し、尿路に定着すると発症する。

　複雑性尿路感染症は、基礎疾患が存在するため尿路の感染防御機構が十分ではなく、大腸菌などの付着性の強い細菌でなくても容易に定着・増殖することができる。尿路通過障害、残尿、逆流といった尿流・排尿障害をきたす疾患が原因となりやすい。また結石、留置カテーテルなどの異物の存在、導尿などの経尿道的操作、糖尿病なども原因となる。

1. 尿路感染症は女性に多い病気であるが、糖尿病がある場合には男性もかかりやすくなる。糖尿病により神経障害となり膀胱に尿が溜まっても感じにくくなったり、尿を出す力が弱くなることにより、尿が長時間膀胱に溜まることにより、細菌が繁殖しやすくなる。また、糖尿病による免疫能低下も理由となる。
2. 泌尿器科領域では留置カテーテル、尿路結石などの異物表面にバイオフィルム（細菌塊の形成）が形成されることが多く、複雑性尿路感染の原因となる。
3. 神経因性膀胱とは、膀胱が尿で充満するとそれを感知して大脳に信号が送られ尿意を感じる。大脳から膀胱や骨盤内の筋肉に指令を出すが、この膀胱から大脳に至る神経の一部の障害によって起こる排尿障害を言う。神経因性膀胱になると排尿障害から膀胱炎や腎盂腎炎などの尿路感染症を起こすことがある。
4. 利尿剤は水分を体外に排泄するために用いる。尿路感染を予防するためには水分を多く摂り、感染している細菌を尿と一緒に排泄することが望ましい。よって、利尿剤投与は尿路感染のリスク因子とはならない。
5. 泌尿器科領域では留置カテーテル、尿路結石などの異物表面にバイオフィルム（細菌塊）が形成されることが多く、複雑性尿路感染の原因となる。

[正解　4]

<文献>
医療情報科学研究所　編：病気がみえるvol.8　腎・泌尿器．メディックメディア．2012．P244

◆過去5年間に出題された関連問題
　［21回-午前-問題34］　　［22回-午後-問題16］

[26回-午前-問題19] 肝硬変の重症度分類（Child-Pugh分類）の指標でないのはどれか。（臨床医学総論）
1. 血清ビリルビン
2. 血清アルブミン
3. 貧血
4. 脳症
5. プロトロンビン時間

◆キーワード

Child-Pugh分類

◆解説

肝硬変の重症度の評価には、Child-Pugh（チャイルド ビュー）分類が有用である。

	スコア		
	1	2	3
脳症	（－）	Ⅰ、Ⅱ度	Ⅲ、Ⅳ度
腹水	（－）	軽症（コントロール容易）	中～高度（コントロール困難）
血清ビリルビン（mg/dL）	2.0未満	2.0～3.0	3.0より大きい
血清アルブミン（g/dL）	3.5より大きい	3.0～3.5	3.0未満
プロトロンビン時間（秒）	4秒延長以内	4.1～6.0秒延長	6.1秒延長以上
プロトロンビン時間（％）	80％以上	50～80％	50％未満
Child A : 合計スコア 5～6点 Child B : 合計スコア 7～9点 Child C : 合計スコア 10～15点			

　検査値を上のChild-Pugh分類にあてはめ、各項目ごとに1～3点をつけ、その合計によってChild A～Cを分類する。Child-Pugh分類は治療予後（生存期間）を推測するのに最も有用とされており、食道・胃静脈瘤の治療方針決定にも用いる。

［正解　3］

<文献>
医療情報科学研究所　編：病気がみえるvol.1　消化器．メディックメディア．2010．P203

◆過去5年間に出題された関連問題

　該当なし

[26回-午前-問題20] さじ状爪が認められる貧血はどれか。（臨床医学総論）
1. 巨赤芽球性貧血
2. 鉄欠乏性貧血
3. 自己免疫性溶血性貧血
4. 遺伝性球状赤血球症
5. 発作性夜間ヘモグロビン尿症

◆キーワード

鉄欠乏　さじ状爪　小球性　低色素性　溶血　無効造血

◆解　説

　さじ状爪（匙状爪、匙形爪、スプーン状爪とも）とは、爪甲がスプーン状に陥凹するもので、おおむね対称性で、手の爪に多い。爪質は脆くなっている。本症はしばしば低色素性貧血にみられやすく、鉄の吸収障害や、慢性胃炎などでもみられる。

1. ビタミンB_{12}ないし葉酸の欠乏による無効造血の結果としての大球性正色素性貧血である。
2. 鉄が欠乏することによる小球性低色素性貧血であり、さじ状爪が見られる。
3. 赤血球外に原因のある後天性溶血性貧血である。溶血性貧血のうち、病因が自己抗体による疾患群を自己免疫性溶血性貧血と云う。クームス試験は、抗赤血球自己抗体を検出する目的で考案された検査である。
4. 赤血球自体の異常による先天性溶血性貧血である。本症の病因には、少なくとも2つの要因、1)赤血球膜自体の先天的欠陥と、2)病的赤血球の脾による条件づけが重要である。治療としては、摘脾が最も有効である。
5. 赤血球自体の異常による後天性溶血性貧血である。患者赤血球が補体に対する過敏性を獲得し、間欠的、発作的に溶血を生ずる。ハム試験が診断の参考となる。

[正解　2]

＜文　献＞

奈良信雄ほか　編：ナースの内科学　改訂8版．中外医薬社．2010．P584

◆**過去5年間に出題された関連問題**

　　［21回-午前-問題38］　　［21回-午前-問題39］　　［22回-午後-問題23］
　　［23回-午前-問題18］

[26回-午前-問題21] 表面麻酔の適応でないのはどれか。（臨床医学総論）
a. 抜歯処置
b. 胃内視鏡検査
c. 気管支鏡検査
d. リンパ節生検
e. 黒子切除

1. a、b、c　　2. a、b、e　　3. a、d、e　　4. b、c、d　　5. c、d、e

◆キーワード

表面麻酔　局所麻酔　全身麻酔

◆解　説
　表面麻酔とは、麻酔薬を皮膚や粘膜の表面に塗布して、狭い範囲の粘膜や皮膚・皮下組織の局所麻酔状態を得て、鎮痛をはかったり小手術を施行したりする麻酔法をいう。局所麻酔薬であるコカイン、リドカインは粘膜に対しては強力な麻酔作用がある。

a. 抜歯時の麻酔は、塗り薬による表面麻酔で1、2分放置した後に、浸潤麻酔を歯の周囲の歯肉に行うが、必要ならばさらに、太い神経をブロックするために伝達麻酔を施す。
b. 胃内視鏡検査では、前投薬として咽頭をリドカインを含むゼリー状の麻酔薬（キシロカインは商品名）で表面麻酔をして行う。この他に鎮痛薬（麻酔薬ではないセルシン、オピスタン、ロヒプノールなどを静注）を用いることもある。
c. 気管支内視鏡検査では、局所麻酔剤（リドカイン）で咽頭と気管の麻酔を行う。しかし、最近はほとんどの患者に静脈麻酔を行うようになった。点滴をしながら側管から麻酔薬（ドルミカム）を注射して眠った状態で検査を施行する。
d. 手術に分類される。局所麻酔または全身麻酔で、皮膚切開を行う。周囲組織からリンパ節を剥離し、リンパ節を摘出する。リンパ節の位置、大きさにより侵襲が異なる。悪性リンパ腫や頸部リンパ節転移の診断を目的とする。
e. メスによる場合もレーザによる場合も、切除する黒子の部位に局所麻酔薬を注射する。

[正解　3]

◆過去5年間に出題された関連問題
　　[23回-午前-問題19]　　[23回-午後-問題23]　　[24回-午前-問題21]
　　[25回-午後-問題20]

【26回-午前-問題22】動脈血酸素飽和度について正しいのはどれか。（臨床医学総論）

a. 動脈血中の酸素の濃度を示す。
b. 動脈血中の酸素の分圧を示す。
c. 酸素と結合しているヘモグロビンの割合を示す。
d. パルスオキシメトリーは近赤外光を利用している。
e. 酸素分圧が200mmHgでは酸素飽和度は100％を超える。

1. a、b　　2. a、e　　3. b、c　　4. c、d　　5. d、e

◆キーワード

酸素飽和度　酸素分圧　酸素解離曲線

◆解　説

　動脈血酸素飽和度とは、酸素分圧（単位は mmHg）に対して酸素と結合しているヘモグロビンの割合（単位は％）を云う。正常の動脈血の酸素飽和度は、93％～96％である。呼吸により肺胞にて血液に取り込まれた酸素は大部分が赤血球中のヘモグロビンに結合し、末梢組織に運ばれる。動脈血の採血による測定が正確であるが、簡便法として、非観血的に連続して測定できるパルスオキシメータがよく利用されている。喘息の中等症以上では、酸素飽和度は低下する。酸素解離曲線に影響を及ぼす因子、すなわち温度上昇、血液pHの減少、CO_2濃度増加、そして2,3-DPGの増加によりヘモグロビンは、酸素を放出しやすくなる（ボーア効果）ことも理解しておこう。

d. 透過率に差のある赤色光付近（例えば665nm）と透過率のあまり変わらない赤外光付近（例えば880nm）の2波長の光の透過光量の比を求めることで、酸化ヘモグロビンと還元ヘモグロビンの比率が求められる。
e. 酸素飽和度が100％を超えることは、定義からあり得ない。

［正解　4］

<文　献>

日本生体医工学会ME技術教育委員会　監修：MEの基礎知識と安全管理　改訂第5版. 南江堂. P26
廣瀬稔ほか　編：臨床工学講座　生体機能代行装置学　呼吸療法装置. 医歯薬出版. 2012. P25～P26

◆ 過去5年間に出題された関連問題

　　［21回-午後-問題38］　　［21回-午後-問題42］　　［22回-午前-問題68］
　　［22回-午後-問題20］　　［22回-午後-問題72］　　［23回-午前-問題69］
　　［23回-午後-問題19］　　［24回-午前-問題12］　　［24回-午後-問題20］
　　［24回-午後-問題63］

【２６回−午前−問題２３】 空気感染するのはどれか。（臨床医学総論）
a. 麻疹
b. Ｃ型肝炎
c. 流行性角結膜炎
d. 風疹
e. 結核

1. a、b、c　　2. a、b、e　　3. a、d、e　　4. b、c、d　　5. c、d、e

◆キーワード

空気感染　飛沫感染

◆解　説

　空気感染（飛沫核感染）は、保菌者の排出する飛沫咳に付着している菌やウイルスを鼻や口から吸い込むことにより感染する。この飛沫咳の大きさは、1〜5μmである。代表的疾患は、結核、麻疹、水痘である。飛沫感染は、保菌者の排出する飛沫（細かい水滴）に含まれる菌やウイルスを鼻や口から吸い込むことにより感染する。この飛沫の大きさは、5μm以上である。代表的疾患は、インフルエンザ、風疹等である。

　空気・飛沫感染の予防はほぼ同じで、手洗い、うがいを行うことである。予防という概念で飛沫感染と空気感染の疾病を正解とした。

a. 空気感染
b. 血液感染
c. 接触感染
d. 飛沫感染
e. 空気感染

［正解　３］

＜文　献＞

　奈良信雄　編：ナースの内科学．中外医学社．2011．P487

◆過去５年間に出題された関連問題

　［２１回−午前−問題４４］　［２２回−午後−問題２１］　［２３回−午後−問題１１］

[26回-午前-問題24] 手指消毒に**適さない**のはどれか。(臨床医学総論)
1. 逆性石けん
2. グルタラール（グルタールアルデヒド）
3. クロルヘキシジン
4. ポビドンヨード
5. エチルアルコール

◆キーワード

手指消毒　器具消毒

◆解　説

　逆性石けんとは、陽イオン界面活性剤である。細菌やカビは、マイナスに帯電するタンパク質やセルロースが主成分。そこへ逆性石けんを近づけると、陽イオンが細菌やカビの細胞表面に強く吸着する。タンパク質やセルロースを変質させて細胞の構造を破壊する。手指の消毒に逆性石けん、クロルヘキシジン、ポビドンヨード、エチルアルコールが用いられる。グルタールアルデヒドは高度作用消毒で多数の細菌芽胞を除くすべての微生物を殺菌する。

2. 内視鏡等の器具の殺菌に用いられる。

[正解　2]

<文　献>

小野哲章ほか　編：臨床工学技士標準テキスト．金原出版．2005．P640

◆過去5年間に出題された関連問題

　[21回-午前-問題45]　[22回-午後-問題10]　[23回-午後-問題22]
　[25回-午前-問題10]

【26回-午前-問題25】 正しい組合せはどれか。（臨床医学総論）
a. 葉酸欠乏 ―――――― 壊血病
b. ビタミンB₂欠乏 ―――― 脚　気
c. ビタミンA欠乏 ――――― 夜盲症
d. 鉄過剰 ―――――――― ヘモクロマトーシス
e. 亜鉛欠乏 ――――――― 味覚障害

1. a、b、c　　2. a、b、e　　3. a、d、e　　4. b、c、d　　5. c、d、e

◆キーワード

水溶性ビタミン　脂溶性ビタミン

◆解　説

　ビタミンB、Cは、水溶性ビタミンであり、ビタミンA、D、E、Kは、脂溶性ビタミンであり、脂溶性の場合、過剰症も起こる。ビタミンCの欠乏で壊血病が起こる。ビタミンB₁欠乏症で脚気が起こる。

a. 葉酸欠乏で、悪性貧血が起こる。
b. ビタミンB₂欠乏ペラグラ様皮膚炎が起こる。
c. ビタミンA欠乏で、夜盲症が起こる。
d. 鉄過剰で、ヘモクロマトーシスとなる。
e. 亜鉛欠乏で、味覚障害を起こす。

［正解　5］

＜文　献＞

　篠原一彦ほか　編：臨床工学講座　臨床医学総論．医歯薬出版．2012．P155

◆過去5年間に出題された関連問題

　［21回-午前-問題7］　［24回-午後-問題2］　［25回-午後-問題24］

[26回−午前−問題26] 誤差について正しいのはどれか。(生体計測装置学)
1. 計測器の目盛りの読み間違いによって偶然誤差が生じる。
2. 計測器の校正を怠ると系統誤差が生じる。
3. 量子力学的現象によって量子化誤差が生じる。
4. 過失誤差は測定者によらず一定である。
5. n回の測定値を平均すると理論的誤差は$1/n$となる。

◆キーワード

系統誤差　過失誤差　偶然誤差　量子化誤差

◆解　説

　計測誤差には「系統誤差」、「過失誤差」、「偶然誤差」の3つがある。

系統誤差は計測器の調整のずれのように、何回測定を繰り返しても一定の傾向で現れる誤差である。

過失誤差は測定者の不注意によって生じる誤差である。

偶然誤差は系統・過失誤差を取り除いても混入する、確率的に生じる誤差である。なお、偶然誤差は繰り返し測定をして平均値を求めることで、その誤差の影響を小さくすることができる。

　量子化誤差はA/D変換時に生じる誤差であり、計測誤差には分類されない。

1. 目盛りの読み間違いは測定者の不注意にあたるので、「過失誤差」にあたる。
2. 校正を誤ると、その誤差が以後の測定に影響を与えることになるため「系統誤差」となる。
3. 量子化誤差はA/D変換時に生じる誤差である。すなわち、電子や原子核について問われる量子力学的現象とは無関係である。
4. 測定者によらず一定の傾向で生じる誤差は「系統誤差」にあたる。
5. 測定回数に関係する誤差は「偶然誤差」である。n回測定すると偶然誤差の影響は$\frac{1}{\sqrt{n}}$倍となる。

[正解　2]

＜文　献＞

　石原謙　編：臨床工学講座　生体計測装置学．医歯薬出版．2013．P14〜P18

◆過去5年間に出題された関連問題

　[22回−午前−問題26]　[23回−午後−問題25]

| [26回−午前−問題27] トランスデューサが備えるべき条件で**ない**のはどれか。（生体計測装置学）
| 1. 測定対象に対する選択性が良いこと
| 2. 測定すべき範囲内で直線性が保たれていること
| 3. 測定対象の持つ信号の応答速度をカバーできること
| 4. 生体に結合したとき生体の状態を乱さないこと
| 5. 信号対雑音比を小さくできること

◆キーワード

周波数特性　動作範囲　直線性　選択性

◆解　説

　トランスデューサとは変換器を意味し、測定対象となる信号とは別の量に変換する装置である。信号処理を行う上で電気信号が最も適しているため、変換後の信号をみると抵抗や起電力、電流など電気信号に関わるものが多い。

　トランスデューサを使用するうえで、その特性（性能）を理解することが重要であり、以下に示す3点を考慮する。

(1) **周波数特性**：目的とする生体情報の周波数帯域とトランスデューサを含めた測定系全体の周波数帯域が適していなければ、信号に歪みが生じる原因となる。

(2) **直線性**　：入力側の生体信号と出力側の電気信号との間に比例関係（直線性）が成り立つ範囲がある。この範囲を超えた生体信号が入力されると記録波形に歪みが生じ、誤差が大きくなる。

(3) **選択性**　：目的とする入力信号のみを受け取り、他の信号の影響を受けないことが理想的なトランスデューサである。トランスデューサの選択を誤り、目的以外の信号も読み取ってしまうと正確な計測結果が得られない。

3. 応答速度とは、入力信号の時間変化の早さを表している。この変化をトランスデューサが捉えることができなければ変換後の信号に歪みが生じてしまうため、必須条件となる。上記周波数特性にあたる。
4. 生体の状態の乱れは入力信号の歪みを示す。そのため、必要条件である。
5. 信号対雑音比（S/N）が小さくなるということは、雑音が混入することを意味する。雑音の混入は上記解説の特性を低下させる要因にあたる。

[正解　5]

＜文　献＞

　石原謙　編：臨床工学講座　生体計測装置学．医歯薬出版．2013．P27〜P30

◆過去5年間に出題された関連問題

　該当なし

[26回-午前-問題28] 心電計について**誤っている**のはどれか。（生体計測装置学）
 a. 右手と左手の電極を入れ替えるとⅠ誘導の極性が変わる。
 b. aV_Fは心臓の下壁の情報を反映している。
 c. aV_RはⅠ、Ⅱ、Ⅲ誘導の任意の2つから算出できる。
 d. QRS平均電気軸は単極胸部誘導から求める。
 e. 単極胸部誘導は右足の電極を基準にした電位差を記録する。

 1. a、b　　2. a、e　　3. b、c　　4. c、d　　5. d、e

◆キーワード

標準12誘導　双極肢誘導　単極肢誘導　単極胸部誘導

◆解　説

　心電図は、心臓の刺激伝導系の興奮機序に従って発生する電位が心臓全体を時間軸にして分極、再分極する過程を描いているものである。心電図の代表的な誘導方法として、双極四肢誘導（Ⅰ，Ⅱ，Ⅲ）、単極肢誘導（aV_R, aV_L, aV_F）、単極胸部誘導（V_1～V_6）からなる**標準12誘導法**がある。誘導を大別すると**双極誘導**と**単極誘導**に分けられる。双極誘導は2点間の電位差をとるものであり、単極誘導は不関電極を基準とした1点の電極に誘導される電位をとる。

a. 極性が変わるとⅠ誘導では波形が逆転するがⅡ誘導がⅢ誘導の波形に、Ⅲ誘導がⅡ誘導の波形に入れ替わる。またaV_RはaV_LとしてaV_LはaV_Rとして入れ替わってしまう。
b. Ⅱ誘導、Ⅲ誘導、aV_Fは心臓の下壁の情報を反映している。
c. それぞれの誘導法から心電図を見た場合、その電位は方向と大きさをもっておりベクトルとして考えることができる。アイントーヘンの法則よりⅡ＝Ⅰ＋Ⅲと表すことができる。また単極肢誘導は各誘導を平行移動することにより合成ベクトルが0になることわかる。このことからⅠ～Ⅲのうち2つの誘導があれば標準四肢誘導の単極、双極すべてが合成可能である。
d. 双極誘導のR波とS波から電気軸を求めることができる。Ⅰ誘導のR波とS波の代数和とⅢ誘導のR波とS波の代数和を求め前額面上の電気軸として計測する。正常軸、左軸偏位、右軸偏位と診断することができる。
e. 単極胸部誘導では不関電極として右手、左手、左足を抵抗で結合し（**ウィルソンの結合端子**）、関電極として胸部に置かれたV_1～V_6の電極にて誘導する。

［正解　5］

＜文　献＞

石原　謙　編：臨床工学講座　生体計測装置学．医歯薬出版．2013．P47～P53

◆**過去5年間に出題された関連問題**

　［21回-午前-問題54］　　［25回-午前-問題28］

【26回-午前-問題29】 標準的な紙送り速度で脳波計測を行ったところ、図のような波形が得られた。網かけ部分の波形の種類はどれか。(生体計測装置学)

1. α波
2. β波
3. γ波
4. δ波
5. θ波

◆キーワード

脳波　波形

◆解　説

基本脳波の周波数を下記に示す。

　　0.5Hz≦　δ波　＜4Hz

　　4Hz≦　θ波　＜8Hz

　　8Hz≦　α波　＜14Hz

　　14Hz≦　β波　＜30Hz

　　30Hz≦　γ波

問題では、1秒間に9周期の波があるので脳波のα波というのがわかる。

［正解　1］

＜文　献＞

石原謙　編：臨床工学講座　生体計測装置学．医歯薬出版．2013．P75

◆過去5年間に出題された関連問題

　　［23回-午後-問題26］

[26回-午前-問題30] 正しいのはどれか。（生体計測装置学）
a. 生体内では光散乱は少ない。
b. 生体内の光吸収は主にヘモグロビンと皮膚のメラニンによる。
c. 光によるヘモグロビンの酸素飽和度測定には複数の波長が用いられる。
d. 光電式脈波計によって血流量の波形が得られる。
e. パルスオキシメータは動脈の血流量を測定できる。

1. a、b　　2. a、e　　3. b、c　　4. c、d　　5. d、e

◆キーワード

生体の光学特性　パルスオキシメータ　光電式脈波形

◆解説

　光を用いた計測は非侵襲という利点より広く活用されている。代表的なものとして、連続的に動脈血の酸素飽和度を測定するパルスオキシメータや、呼気終末のP_{CO_2}値を1呼吸ないし数呼吸ごとに測定するカプノメータなどがある。これらは光の減衰量（吸光度）から求められるため、関連する生体における光吸収・光散乱特性を知る必要がある。

　光吸収とは光が物質内に取り込まれることで起こり、光散乱とは光が物質に当たることで、四方に散らばって反射する現象である。どちらとも、入射光が減衰するように働く。生体は光に対して強い散乱体である。生体の吸収特性を論じるとき、主成分である水と色素（赤血球のヘモグロビンや皮膚のメラニン）が重要であり、**ヘモグロビン、メラニン**ともに可視光に強い吸収特性を持つ。

a. 生体は光に対して強い散乱体である。
c. 計測対象となる**オキシヘモグロビン**とデオキシヘモグロビンで吸光特性が違うため、**約660nm**の波長を持つ赤色光と**約910nm**の波長を持つ赤外光の2波長を使用する。
d. 脈動によって血管容積が変化した際にヘモグロビン量も変化する。これを吸光度の変化として捉えているため、血流量を確認することはできない。

[正解　3]

<文献>

石原謙　編：臨床工学講座　生体計測装置学．医歯薬出版．2013．P155〜P163
中島章夫ほか　編：臨床工学講座　生体物性・医用材料工学．医歯薬出版．2010．P102〜P105

◆**過去5年間に出題された関連問題**

[21回-午前-問題59]　　[25回-午前-問題30]

【26回-午前-問題31】 トランジットタイム型超音波血流計の特徴で**誤っている**のはどれか。（生体計測装置学）

a. 計測前にゼロ点補正が必要である。
b. 複数チャネルの同時計測が可能である。
c. ポリ塩化ビニル製体外循環回路で計測できる。
d. 外径 1mm 程度の動脈で計測できる。
e. 電磁血流計よりも電磁的干渉を受けやすい。

1. a、b 　　2. a、e 　　3. b、c 　　4. c、d 　　5. d、e

◆キーワード
トランジットタイム型超音波血流量計

◆解 説
超音波を用いた血流量計測装置として、伝送（トランジットタイム）型超音波血流量計がある。これは、人工心肺や PCPS、ECMO など体外循環回路の流量測定や CABG（冠動脈バイパス術）におけるバイパスグラフトの開存度の確認に用いられる。

計測原理として、上下流に設置された振動子より、血流と順方向、逆方向になるように超音波を伝送する。このとき、血流と順方向に伝送する超音波は血液の流れの影響を受けることで伝送速度が上がり、血流と逆方向に伝送するときはその伝送速度が下がる。2種の伝送時間の差を見ることで血流量を計測することができる。

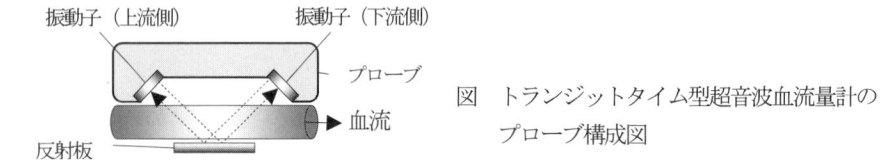

図　トランジットタイム型超音波血流量計の
　　プローブ構成図

トランジットタイム型超音波血流量計の特徴として以下の5点がある。
(1) ゼロ点や感度補正が不要　(2) 測定精度が高い（±15％程度）　(3) 複数チャネルの同時測定が可能
(4) 電気的干渉を受けない　(5) 細径動脈でも計測できる

b. 複数のプローブを装着でき、同時測定を行うことができる。
c. 体外循環回路として用いられる PVC（ポリ塩化ビニル）ほか、シリコンチューブやポリウレタンチューブ等でも流量を計測することができる。
d. 動脈に直接プローブを装着して血流量を測定することができる。数百μm の血管径となる細動脈でも計測が可能になる。
e. 超音波の伝送時間が血流量の測定に関わるため、電気的干渉は関与しない。電磁血流計の特徴を示したものである。

[正解　2]

<文献>
石原謙　編：臨床工学講座　生体計測装置学．医歯薬出版．2013．P122～P125
中島章夫ほか　編：臨床工学講座　生体物性・医用材料工学．医歯薬出版．2010．P48～P49

◆過去5年間に出題された関連問題
該当なし

[26回−午前−問題32] 正しいのはどれか。(生体計測装置学)
　a. エックス線検査では人体を透過したエックス線を画像化する。
　b. 超音波検査では体内から発生する音波をとらえる。
　c. PETの検査では体外からγ線を照射する。
　d. SPECTの検査では体内からのβ線をとらえる。
　e. MRIの検査では人体に磁場を与える。

　1. a、b　　2. a、e　　3. b、c　　4. c、d　　5. d、e

◆キーワード
エックス線　超音波　PET　SPECT　MRI

◆解　説
a. 単純X線撮影およびX線CTにおいては、人体を透過したエックス線を検知し画像化している。
b. 超音波診断装置から音波を発生させ体内で反射された音波を画像化する。
c. PETは、体内に注入した核種から放出される陽電子が近くの電子と対消滅を起こし、そのときに発生した一対のγ線を検出して画像化する。
d. SPECTの検査では体内に注入した核種から放出されたβ線ではなくγ線をとらえ画像化する。
e. 永久磁石や超伝導磁石を用いて磁場をかける。

[正解　2]

<文　献>
　石原謙　編：臨床工学講座　生体計測装置学. 医歯薬出版. 2013. P193〜P274

◆過去5年間に出題された関連問題
　［21回−午前−問題61］　［21回−午前−問題62］　［22回−午前−問題29］
　［22回−午前−問題32］　［22回−午後−問題30］　［23回−午後−問題32］
　［24回−午後−問題30］　［25回−午後−問題31］

【26回-午前-問題33】治療機器の出力の波長が短い順に並んでいるのはどれか。（医用治療機器学）
1. マイクロ波治療器 ＜ レーザー手術装置 ＜ 電気メス
2. マイクロ波治療器 ＜ 電気メス ＜ 超短波治療器
3. レーザー手術装置 ＜ 電気メス ＜ 超短波治療器
4. レーザー手術装置 ＜ 超短波治療器 ＜ 電気メス
5. 超短波治療器 ＜ 電気メス ＜ レーザー手術装置

◆キーワード

周波数　波長

◆解　説

波長λは伝播速度 c、周期 T、周波数 f とすると、

$$\lambda = c \times T = \frac{c}{f}$$

で表され、電流の伝播速度（電子の移動速度ではない）と電磁波の伝播速度が同じになるため、周波数 f が高いほど波長λは短くなる。

電磁波を周波数の低い（波長の長い）順に並べると、

長波＜中波＜短波＜超短波＜マイクロ波＜赤外線＜可視光＜紫外線＜X線／γ線

である。

レーザ手術装置は赤外線から紫外線、マイクロ波治療器、超短波治療器はそれぞれマイクロ波、超短波の範囲となる。電気メスの電流周波数は 300kHz～5MHz であり、高周波電磁界（中波、短波）に対応する。

[正解　4]

＜文　献＞

篠原一彦　編：臨床工学講座　医用治療機器学．医歯薬出版．2012．P4

◆過去5年間に出題された関連問題

［25回-午後-問題48］

[26回−午前−問題34] 生体組織における 2450MHz のマイクロ波のおよその波長[cm]はどれか。
ただし、光速を 3.0×10⁸m/s、生体組織の比誘電率を 36 とする。(医用治療機器学)

1. 1.0
2. 1.5
3. 2.0
4. 3.0
5. 6.0

◆キーワード

光速　誘電率

◆解　説

波長は以下の式で求めることができる。

$$\lambda = \frac{C}{f}$$

ここで、λ：波長、C：光速、f：周波数　である。

また真空中の光速 C_0 は μ_0：透磁率、ε_0：誘電率　とすると、

$$C_0 = \frac{1}{\sqrt{\mu_0 \varepsilon_0}}$$

で表され、問いにもあるように真空中の光速は 3×10^8 m/s である。

生体組織の透磁率は真空とほぼ同じであり、比誘電率は 36 であるので真空の 36 倍の誘電率である。

よって生体組織中の光速は、

$$C = \frac{1}{\sqrt{\mu_0 \times 36\varepsilon_0}} = 3\times10^8 \times \frac{1}{\sqrt{36}} = 0.5\times10^8 \text{ (m/s)}$$

波長は、

$$\lambda = \frac{0.5\times10^8}{2450\times10^6} = 2.0\times10^{-2} \text{ (m)}$$
$$= 2.0 \text{ (cm)}$$

となる。

[正解　3]

<文　献>

篠原一彦　編：臨床工学講座　医用治療機器学. 医歯薬出版. 2012. P82

◆**過去５年間に出題された関連問題**

[22回−午後−問題34]　　[23回−午前−問題35]

[26回-午前-問題35] 心・血管のインターベンション(PCI)治療について**誤っている**のはどれか。(医用治療機器学)

a. PCI治療前には冠動脈CT検査が有用である。
b. 冠動脈再狭窄率は金属ステントよりも薬剤溶出ステントの方が高い。
c. PCI治療中には経胸壁心臓超音波診断装置が必要である。
d. ロータブレータでは一時的な冠動脈血液の減少が起こる。
e. 高リスク例ではIABPが必要である。

1. a、b   2. a、e   3. b、c   4. c、d   5. d、e

◆キーワード

PCI　薬剤溶出性ステント　ロータブレータ　ステント

◆解　説

　心・血管(冠動脈)インターベンションの治療を行う場合、手首(橈骨動脈)、肘(上腕動脈)、大腿の付け根(大腿動脈)の3ヵ所の何れかにカテーテルを挿入して治療を行う。手技としては、**バルーン拡張、ステント留置、ロータブレータ、レーザ、血栓吸引療法**などがある。合併症には、血管内でカテーテルを操作するため穿孔や出血などがある。また造影剤の使用による腎障害やアナフィラキシーショックもある。

a. 冠動脈CT検査や血管内超音波検査(IVUS)によって、血管・血流の状態を把握する。
b. 薬剤溶出ステントとしてステントに免疫抑制剤や抗癌剤がコーティングされており、これらによってステント留置後の再狭窄を防止する。
c. 経胸壁心臓超音波診断装置は探触子を胸壁にあてて心臓の形態と血流速度や血流方向を観察するがPCI前後で評価する。
d. ロータブレータは卵円形のチップが15万〜20万回高速回転することで硬い動脈硬化病変を切削する。そのためチップが大きく、一時的に血流量が減少する。
e. 高リスク症例では冠動脈インターベンションに伴う心機能低下や心筋梗塞などの合併症に対してIABP(大動脈内バルーンパンピング)を準備する。

[正解　3]

<文　献>

篠原一彦　編：臨床工学講座　医用治療機器学. 医歯薬出版. 2008. P203.

◆過去5年間に出題された関連問題

[21回-午前-問題74]　[22回-午後-問題35]

[２６回-午前-問題３６] フィンガー式輸液ポンプで使用されているセンサーについて**誤っている**のはどれか。(医用治療機器学)

1. チューブの膨張から輸液回路の閉塞を検出する。
2. 超音波の透過量によって気泡の混入を検出する。
3. 赤外線の受光量によって滴下数を検出する。
4. ホールセンサを用いてドアの開閉状態を検出する。
5. 加圧板を用いて輸液セットの種類を検出する。

◆キーワード

流量異常　気泡　閉塞　液切れ　流量制御方式　滴数制御方式　ドロップセンサ

◆解　説

滴数制御型では、滴下（ドロップ）数をカウントするためのセンサがついており、ドロップセンサまたはプローブという。センサは発光ダイオードから発せられた光を受光部で感知するので、輸液が滴下して光を遮ると受光部で1滴とカウントする。そのため正しくドロップセンサが取り付けられていないと滴下数をカウントすることができない。ドロップセンサは輸液コントローラや流量異常・液切れの異常検出機構などに用いられる。

1. 輸液回路の内圧がポンプ内の設定圧を越え、送液できない状態（輸液回路の閉塞）を検出する。
2. 機器本体にある**気泡検出部（超音波の透過量）**で感知して検出する。
4. ペリスタルティック方式に装備され、本体のドア解放または不完全閉塞を検出（ホールセンサ）する。
5. 送液は加圧板とフィンガ部やローラ部にチューブを挟んでしごくようにして送液する。**輸液セットの種類（20滴／mLと60滴／mLの2種類）**は滴下センサ、滴数設定の誤りで検出される。

[正解　5]

<文　献>

篠原一彦　編：臨床工学講座　医用治療機器学. 医歯薬出版. 2008. P188

◆**過去5年間に出題された関連問題**

　　[２１回-午前-問題６８]　　[２２回-午前-問題３５]　　[２３回-午前-問題３６]
　　[２４回-午後-問題３５]　　[２５回-午後-問題３５]

[26回-午前-問題37] 内視鏡機器および関連機器について正しいのはどれか。(医用治療機器学)
a. カプセル内視鏡は小腸病変の診断に有用である。
b. 光ファイバーの屈折率はコアよりもクラッドの方が高い。
c. 直腸鏡は軟性鏡である。
d. ファイバースコープ内部はファイバーとチャネルからなる。
e. 気腹装置は腹腔鏡下手術に用いられる。

1. a、b、c　　2. a、b、e　　3. a、d、e　　4. b、c、d　　5. c、d、e

◆キーワード

カプセル内視鏡　直腸鏡　腹腔鏡外科手術　ファイバスコープ

◆解 説

　内視鏡は、文字どおり生体の内部を見る鏡であり、生体の内部に管を挿入して外部より内部を観察する機器である。現在は機器の進歩に伴い、管の中に鉗子や高周波治療機器、マイクロ波治療装置などのアクティブ電極および光ファイバ導光によりレーザ光照射が可能となり、組織の切除や止血治療が行えるようになった。

　内視鏡の種類は、**硬性鏡、軟性鏡（ファイバスコープ、電子内視鏡）、カプセル内視鏡**に分けられる。

a. カプセル内視鏡は小腸の診断に力を発揮している。
b. クラッドよりもコアの屈折率の方が高い。
c. 直腸鏡は硬性鏡である。
e. 気腹ガスには、不燃性ガスであり、かつ体内にガスが残っても吸収されるため、二酸化炭素を用いる。

[正解　3]

＜文　献＞

　篠原一彦　編：臨床工学講座　医用治療機器学. 医歯薬出版. 2012. P127～P141

◆過去5年間に出題された関連問題

　[21回-午前-問題75]　　[23回-午前-問題38]　　[24回-午後-問題36]

[26回-午前-問題38] 医療機器と注意すべき点との組合せで適切で**ない**のはどれか。（医用機器安全管理学）

1. 観血式血圧モニタ ─────── ミクロショック
2. パルスオキシメータ ─────── 紅　斑
3. 経皮的酸素分圧測定装置 ─── 熱　傷
4. レーザー手術装置 ─────── 眼障害
5. 超音波凝固切開装置 ─────── キャビテーション

◆キーワード

電撃　マクロショック　ミクロショック　熱傷　キャビテーション　眼障害

◆解　説
1. 観血式血圧モニタの場合、心腔内にカテーテルが挿入されることがあり**ミクロショック**に注意する。
2. パルスオキシメータは血流不良の場合、センサの発熱による熱傷の危険性があり、センサ装着部の紅斑には注意する。
3. 経皮的酸素分圧測定では体表面に電極（**クラーク電極**）を装着するが、電極にはヒータが内蔵され、皮膚表面近傍を **41〜43℃** 程度に加温するため熱傷防止のために装着部の熱傷の有無を確認する。
4. レーザ手術装置の使用の際は、術者、周辺のスタッフおよび患者には**専用の防護眼鏡**をつけるなど保護が必要となる。特に可視光から $1.1\mu m$ までの近赤外光は網膜まで容易に達し、網膜障害が起こる。
5. 超音波凝固切開装置の原理は、ブレードの超音波振動による摩擦熱が発生し、その熱で組織中のタンパク質の変性から組織凝固等を行う装置である。この装置で**キャビテーション**は起こらない。

[正解　5]

<文　献>
　日本生体医工学会 ME 技術教育委員会　監：ME の基礎知識と安全管理改訂第5版．南江堂．2008．P162、P187、P189

◆**過去5年間に出題された関連問題**
　［23回-午前-問題40］

[２６回－午前－問題３９] JIS T 0601-1：1999 による医用電気機器の分類で正しいのはどれか。（医用機器安全管理学）
1. クラスⅠ機器の追加保護手段は基礎絶縁である。
2. クラスⅡ機器で強化絶縁の場合の絶縁は一重でよい。
3. 内部電源機器の内部電源には充電式電池を用いてはならない。
4. CF形装着部は除細動器の高電圧にも耐えなければならない。
5. BF形装着部はミクロショックによる心室細動を防護できる。

◆キーワード
クラスⅠ機器　クラスⅡ機器　内部電源機器　BF形装着部　CF形装着部　耐除細動形

◆解　説
1. クラスⅠ機器の**追加保護手段は保護接地**で、**保護手段は基礎絶縁**である。
2. クラスⅡ機器では**基礎絶縁および補強絶縁の二重絶縁**が基本となる。しかし二重絶縁と同等な程度の電撃保護を有している**強化絶縁（一重）**でもよいとされている。
3. 内部電源機器の内部電源には一次電池または二次電池が使用される。二次電池（充電式電池）を用いている場合、外部電源に接続して使用する場合があるが、**その場合にはクラスⅠまたはクラスⅡ機器として取り扱えること**。
4. CF形装着部は心臓に直接あるいは間接的に漏れ電流が流れる可能性がある装着部のことで、除細動の高電圧に耐えるものは別途耐除細動形を定めている。
5. BF形装着部は体表面に適応する装着部でマクロショック防止を意図している。

[正解　2]

＜文　献＞
篠原一彦ほか　編：臨床工学講座　医用機器安全管理学．医歯薬出版．2013．P39－P42

◆過去５年間に出題された**関連問題**
　　［２２回－午後－問題３９］　　［２３回－午前－問題４２］　　［２４回－午前－問題４０］
　　［２５回－午前－問題３９］

[26回-午前-問題40] JIS T 1022:2006 で最高カテゴリー (カテゴリーA) に分類される医用室はどれか。
(医用機器安全管理学)
 1. 人工透析室
 2. 心臓カテーテル室
 3. 心電図室
 4. CT室
 5. 未熟児室

◆キーワード

病院電気設備　医用室のカテゴリー

◆解　説

　カテゴリーAの区分では、直視下での心臓外科手術、心臓内にカテーテルを留置し血行動態を把握するための処置や観察、心臓ペースメーカの植込みや冠動脈の閉塞や攣縮に対するカテーテル治療など心臓に対して直接医療処置が行われる医用室に必要な設備を分類している。

1. カテゴリーBまたはCに区分
2. カテゴリーA
3. カテゴリーC
4. カテゴリーC
5. カテゴリーC

[正解　2]

<文　献>
　篠原一彦ほか　編：臨床工学講座　医用機器安全管理学. 医歯薬出版. 2013. P73-P74

◆過去5年間に出題された関連問題
　[24回-午後-問題38]

[26回-午前-問題41] JIS T 0601-1：1999による電気的安全性点検方法について正しいのはどれか。（医用機器安全管理学）
a. 漏れ電流は電源プラグを正極性として測定する。
b. 絶縁外装の機器は外装漏れ電流を測定する必要がない。
c. B形装着部の患者漏れ電流Ⅲは測定する必要がない。
d. 患者測定電流は測定器を装着部の2本のリード線間に挿入して測定する。
e. 接地漏れ電流の単一故障状態は保護接地線の断線を模擬して測定する。

1. a、b   2. a、e   3. b、c   4. c、d   5. d、e

◆キーワード
漏れ電流　単一故障状態

◆解　説
　各種漏れ電流測定においては、人体の電撃に対する周波数特性を模擬した**測定用器具（MD）**を用い、それぞれの漏れ電流の流れる経路にMDを挿入して測定する。また**単一故障状態**の測定のため、保護接地線の断線や機器の電源導線の一本の断線などを模擬した状態で測定する。なお、漏れ電流値は、電源プラグの極性を切り替えて測定し、いずれか大きいほうの値とする。

a. 漏れ電流は電源の極性を切り替えて測定する。
b. 絶縁外装の機器の外装漏れ電流は、外装に手で触れたことを想定し、**20cm×10cm**の金属箔を貼り付けて測定する。
c. B形装着部は、フローティングされていない装着部であり、患者漏れ電流Ⅲは定義されない。
e. 接地漏れ電流の単一故障状態は、機器の電源導線の一本の断線を模擬して測定する。

[正解　4]

<文　献>
篠原一彦ほか　編：臨床工学講座　医用機器安全管理学．医歯薬出版．2013．P151～P156

◆**過去5年間に出題された関連問題**
　　[23回-午後-問題39]　　[25回-午後-問題41]

【26回-午前-問題42】 図に示すピン方式の配管端末器の識別色は何色か。（医用機器安全管理学）

1. 緑
2. 黄
3. 青
4. 灰
5. 黒

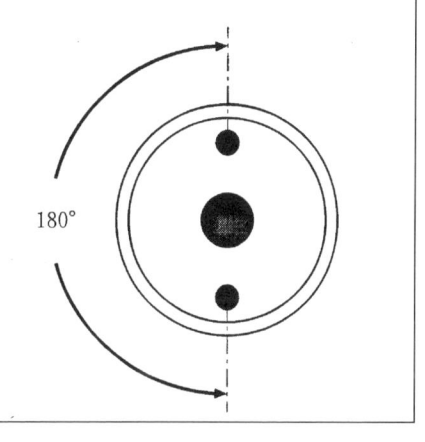

◆キーワード

医療ガス配管設備 JIS T 7101　ピン方式　識別色　配管端末器（アウトレット）

◆解　説

医療ガス配管設備の識別色、配管端末器の形状は異種ガスの誤供給防止において重要である。

ピン方式の配管端末器を下図に示す。

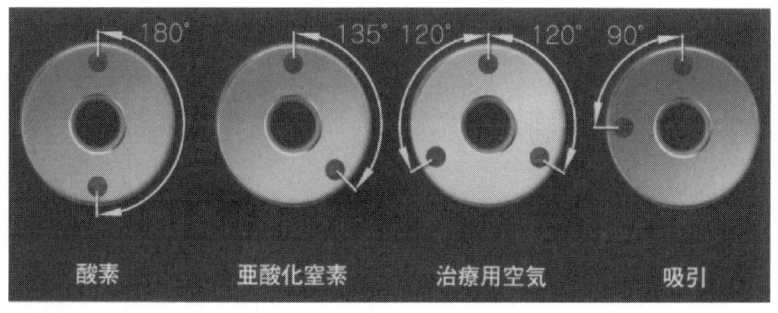

酸素　　　亜酸化窒素　　　治療用空気　　　吸引

識別色

　酸素・・・緑　　亜酸化窒素・・・青　　治療用空気・・・黄色　　吸引・・・黒

[正解　1]

＜文　献＞

篠原一彦ほか　編：臨床工学講座　医用機器安全管理学. 医歯薬出版. 2013. P91、P94

◆過去5年間に出題された関連問題

［25回-午後-問題44］

[26回-午前-問題43] 図の並列システムの全体の信頼度はいくらか。
ただし、各要素の信頼度 R はすべて 0.800 とする。(医用機器安全管理学)

1. 0.266
2. 0.512
3. 0.800
4. 0.960
5. 0.992

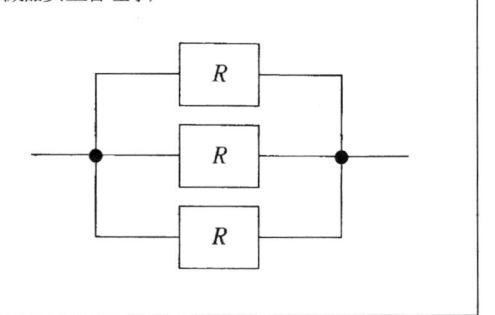

◆キーワード

システムの信頼度　アベイラビリティ　保全度　直列系　並列系

◆解　説

システムの信頼度の合成は、個々のシステムの信頼度を R1、R2 とするとシステム全体の信頼度 R は、
　　直列系：R＝R1・R2
　　並列系：R＝1－{(1－R1)・(1－R2)}
より求める。
　問題のシステムは並列系システムの構成であるので、下記の式が成り立つ。
　　全体の信頼度＝$1-(1-R)^3$
　　　　　　　　＝$1-(1-0.8)^3$
　　　　　　　　＝$1-0.008$
　　　　　　　　＝0.992

[正解　5]

＜文　献＞

篠原一彦ほか　編：臨床工学講座　医用機器安全管理学. 医歯薬出版. 2013. P121

◆過去5年間に出題された関連問題

　　［23回-午後-問題44］　　［24回-午前-問題44］　　［25回-午前-問題43］

【26回-午前-問題44】 医用電気機器が電磁波を受けてもそれに耐え得る能力はどれか。(医用機器安全管理学)
1. EMC
2. EMI
3. SAR
4. エミッション
5. イミュニティ

◆キーワード
EMI　EMC　エミッション　イミュニティ

◆解　説
1. **EMI** は、electromagnetic interference で電磁干渉または電磁妨害を表す。
2. **EMC** は、electromagnetic compatibility で電磁的両立性（許容できないような電磁波妨害波をいかなるものに対しても与えず、かつその電磁環境において満足するための機器またはシステムの能力）を表す。
3. 電磁波の人体熱作用の国際指標である比吸収率（SAR）値について日本では「体重1kg当たり2W」を安全基準と定めている。ちなみにSAR値が体重1kg当たり約4Wになると体温が1℃上がる。
4. **エミッション** emission は**機器からの妨害の放射**を言い、EMIと呼ばれることもある。例として、①空中を飛ぶ電磁妨害波、②ケーブルに漏洩した電源端子妨害波などがある。
5. **イミュニティ** immunity は**妨害排除能力**を表し、電磁的耐性とも呼ばれ、静電気放電、雷、無線局、各種機器・システムなどからの外部雑音によって性能が劣化することなく、これらに耐えることができる能力を示す。

［正解　5］

<文　献>
篠原一彦ほか　編：臨床工学講座　医用機器安全管理学．医歯薬出版．2013．P108、P116

◆**過去5年間に出題された関連問題**
［22回-午前-問題45］　［22回-午後-問題44］　［23回-午後-問題45］

[26回-午前-問題45] 6cm離れた2点A、BにそれぞれQ [C]、4Q [C]の正の点電荷がある。3個目の点電荷を線分AB上に置くとき、これに働く力がつりあうAからの距離[cm]はどれか。（医用電気電子工学）

1. 1.0
2. 1.2
3. 1.5
4. 2.0
5. 3.0

◆キーワード

クーロンの法則

◆解 説

静電気に関するクーロンの法則に関する問題である。誘電率 ε [F/m]空間中において、距離 r [m]離れて存在する電荷 q_1[C]、q_2[C]に働く力 F [N]（同極電荷間であれば反発力、異極電荷間であれば引力）は、電荷の積に比例し、距離の2乗に反比例する。

$$F = \frac{1}{4\pi\varepsilon} \times \frac{q_1 \times q_2}{r^2} = k\frac{q_1 \times q_2}{r^2}$$

（k：空間によって定まる比例定数であり、真空では 6×10^9）

問題では、電荷が線分AB上に3つ存在することになるが、AB間の何処かに置かれる点電荷とAおよびBに置かれた電荷の力のつり合い関係から相当距離を求めていく。

ここで、3個目の点電荷を Q_x[C]の正電荷と仮定する。

3個目の点電荷を線分AB上の x [cm]の場所に置いたときに2つの電荷間に働くクーロン力は次式1となる。

$$F_{AX} = k\frac{Q_x \times Q}{x^2} \ldots 1$$

次に点Bと3個目の点電荷間に働くクーロン力（距離は $(6-x)$ cm）は、式2となる。

$$F_{BX} = k\frac{Q_x \times 4Q}{(6-x)^2} \ldots 2$$

問題文『働く力がつりあう』より、式1＝式2となる。

$$k\frac{Q_x \times Q}{x^2} = k\frac{Q_x \times 4Q}{(6-x)^2}$$

$$\frac{1}{x^2} = \frac{4}{(6-x)^2} \Rightarrow 3x^2 + 12x - 36 = 0$$

二次方程式を解くと、x＝-6、2となるが、ここで x は距離のため、x＝2cm となる。

[正解 4]

<文 献>

戸畑裕志ほか 編：臨床工学講座 医用電気工学2．医歯薬出版．2008．P6〜P13

◆過去5年間に出題された関連問題

［21回-午後-問題1］　［22回-午前-問題46］　［23回-午前-問題46］
［23回-午後-問題46］

[26回−午前−問題46] 巻数 20 回のコイルを貫く磁束数が 3 秒間に 0.5Wb から 2.0Wb まで一定の割合で変化した。コイルに発生する電圧[V]はどれか。(医用電気電子工学)

1. 8.3
2. 10
3. 40
4. 75
5. 90

◆キーワード

ファラデーの法則　電磁誘導　誘導起電力

◆解　説

棒磁石をコイルに近づけたり、遠ざけたりするとき、その速さを増すほど検流計の触れは大きくなり、強い誘導起電力が生じていることがわかる。このことから誘導起電力の大きさは、磁束の時間的変化に比例する。

n 回巻きコイルを貫く磁束 Φ(Wb)の $\varDelta t$ 秒間での変化量を $\varDelta \Phi$ とすると、コイルの両端に生じる誘導起電力 e(V)の大きさは以下の式で表される。(**ファラデーの電磁誘導の法則**)

$$|e| = n \left| \frac{\varDelta \phi}{\varDelta t} \right|$$

問題に当てはめると、

$$|e| = 20 \times \left| \frac{2.0 - 0.5}{3} \right| = 20 \times \frac{1.5}{3} = 20 \times \frac{1}{2} = 10$$

[正解　2]

<文　献>

戸畑裕志ほか　編：臨床工学講座　医用電気工学2．医歯薬出版．2008．P143～P146

◆過去5年間に出題された関連問題

［21回−午後−問題3］

[26回-午前-問題47] R[Ω]の抵抗12個を図のように上下左右対称に接続したとき、ab間の合成抵抗はRの何倍か。(医用電気電子工学)

1. 0.5
2. 1
3. 1.5
4. 2
5. 3

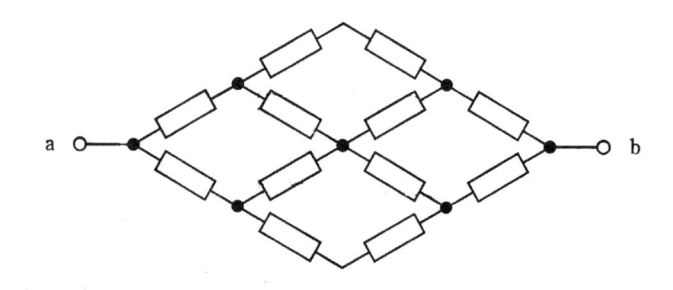

◆キーワード

合成抵抗　分流　等電位

◆解　説

問題の回路ab間に電流Iが流れると仮定すると、図1に示す点線でつながれたポイントは等電位であるため、分流の状態は図に示す通りとなる。

したがって、問題の回路は線abを中心に上下対称の回路(図2)として扱うことができる.

まずは、線分abの上側部分の合成抵抗を求める。

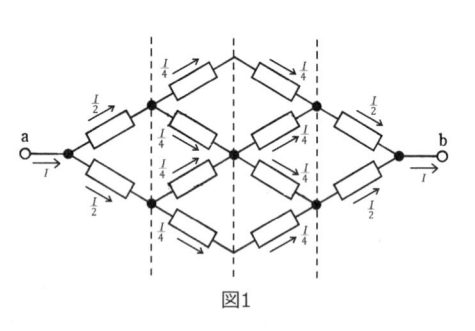

$$R + \frac{1}{\left(\frac{1}{2R}+\frac{1}{2R}\right)} + R = R + \frac{2R}{2} + R = 3R$$

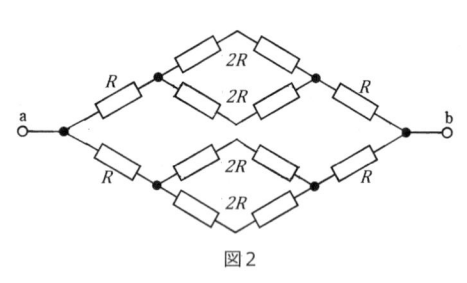

上下対称の回路のため、ab間合成抵抗R_{ab}は、

$$R_{ab} = \frac{1}{\left(\frac{1}{3R}+\frac{1}{3R}\right)} = \frac{3R}{2} = 1.5R$$

図1

図2

[正解　3]

<文　献>

戸畑裕志ほか　編：臨床工学講座　医用電気工学1．医歯薬出版．2009．P30〜P34

◆過去5年間に出題された関連問題

［24回-午後-問題48］

[２６回－午前－問題４８] 最大目盛 10V の電圧計に 32kΩ の倍率器を直列接続すると測定可能な最大電圧が 50V になった。この電圧計の内部抵抗[kΩ]はどれか。（医用電気電子工学）

1. 1.6
2. 4.0
3. 6.4
4. 8.0
5. 16

◆キーワード

内部抵抗　倍率器

◆解　説

最大目盛り V_0 の電圧計を用いて、最大電圧 $V(>V_0)$ まで測定するには、適当な大きさの抵抗（倍率器）R_M を電圧計に直列に接続し、その両端電圧を測定電圧とする（図1参照）。そのような回路を構成することで、電圧計指示値が最大目盛り V_0 を示すとき、測定端子間全体には V が加わることにとなる。

最大電圧 V を最大目盛り V_0 の n 倍電圧としたいとき、次の関係が成り立つ倍率器を選択すればよい。

$$V:V_0 = nV_0 : V_0 = (r_V + R_M):r_V \quad \rightarrow \quad R_M = (n-1) \times r_V$$

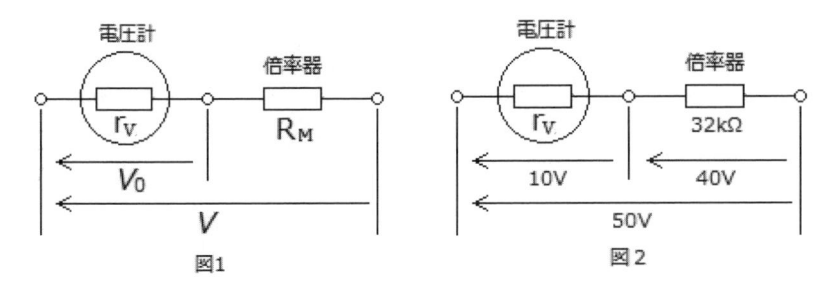

図1

図2

問題では、最大電圧 50V を最大目盛り 10V の電圧計と 32kΩ の倍率器を直列接続して測定したということなので、上の関係式に当てはめて考えると、

$$50:10 = 5V_0 : V_0 = (r_V + 32k):r_V$$

$$32k = (5-1) \times r_V \quad \rightarrow \quad r_V = \frac{32k}{5-1} = \frac{32k}{4} = 8k\Omega$$

または、図2に示すように、求める電圧計内部抵抗 r_V と 32k 倍率器の分圧状況が 10V：40V となることから、内部抵抗と倍率器抵抗の比が 1：4 になることから求めてもよい。

[正解　4]

<文　献>

戸畑裕志ほか　編：臨床工学講座　医用電気工学１．医歯薬出版．2009．P49～P52

◆過去5年間に出題された関連問題

[２４回－午前－問題４９]

[26回-午前-問題49] 図に示す回路の時定数[s]はどれか。(医用電気電子工学)

1. 0.40
2. 2.5
3. 5.0
4. 7.0
5. 10

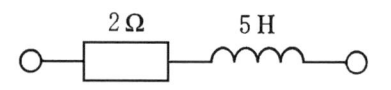

◆キーワード

過渡現象　時定数

◆解　説

時定数は線形時不変系における周波数応答を示す値である。特に電気系システムにおいては過渡応答（ある定常状態から別の定常状態へ推移する）の際の速度指標となる。

図のRL直列回路に対して時刻0秒に直流電圧E[V]を加えるとき、流れる電流は過渡応答を示し、電圧印加から時刻t秒における電流i[A]は、以下の式で表現できる。

$$i = \frac{E}{R}\left(1 - e^{-\frac{t}{\tau}}\right)$$

電流i[A]は、電圧印加0秒時点では0[A]であるが、時間経過に伴い徐々に回路に流れ出す。ここで、式中のτは回路素子の定数によって決まる時定数であり、τ秒後には最大電流に対して約63％の値まで電流量が増加する。さらに時間が経過すると、最終的にはコイルが短絡状態となり、最大電流E/R(A)が流れる定常状態となる。

RL回路における時定数はコイルの自己インダクタンスLと電気抵抗Rで定まり、次式となる。

$$\tau = \frac{L}{R}[s] = \frac{5}{2} = 2.5[s]$$

[正解　2]

<文　献>

戸畑裕志ほか　編：臨床工学講座　医用電気工学1．医歯薬出版．2009．P147〜P148

◆過去5年間に出題された関連問題

該当なし

【26回-午前-問題50】 電界効果トランジスタ(FET)について**誤っている**のはどれか。(医用電気電子工学)
a. FETには接合形と金属酸化膜形の二種類がある。
b. MOS-FETは金属―酸化膜―半導体の構造をもつ。
c. FETのn形チャネルのキャリアは正孔である。
d. FETではゲート電流でドレイン電流を制御する。
e. FETの入力インピーダンスはバイポーラトランジスタに比べて大きい。

1. a、b 2. a、e 3. b、c 4. c、d 5. d、e

◆キーワード

FET　ユニポーラトランジスタ

◆解　説

　FETはゲート(G)、ドレイン(D)、ソース(S)を持つ三端子素子であり、ゲート端子に加えた電圧によりドレイン電流を制御する素子である。電流が1種類のキャリア移動により流れるため、ユニポーラトランジスタと呼ばれる。製法の違いにより接合形(J-FET)と金属酸化膜形(MOS-FET)に分類され、入出力特性、入力インピーダンスなどの値が変化する。

a. 接合形と金属酸化膜形の2種類がある。
b. MOS-FETはゲート部が導体の金属、絶縁体の酸化膜をはさみ半導体が存在する構造である。
c. n形チャネルのキャリアは電子である。
d. ゲート電圧でドレイン電流を制御する。
e. 3端子すべてに電流が流れるバイポーラトランジスタに対して、ゲート端子には電流が流れないFETはゲートを入力部として用いることで高入力インピーダンス回路を実現しやすい。特に、MOSFETはゲートと半導体の間に絶縁体の酸化膜がある構造のため、入力インピーダンスは非常に高い。

［正解　4］

<文　献>

中島章夫　編：臨床工学講座　医用電子工学. 医歯薬出版. 2011. P85～P92
小野哲章ほか　編：臨床工学技士標準テキスト　金原出版. 2002. P194

◆過去5年間に出題された関連問題

　［22回-午後-問題52］　［24回-午前-問題52］

[26回-午前-問題51] 図の回路について、入力電圧v_iと電圧v_mの間に成り立つ関係式で正しいのはどれか。ただし、Aは理想演算増幅器とする。(医用電気電子工学)

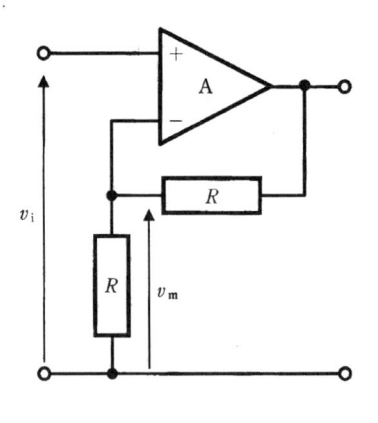

1. $v_m = -2v_i$
2. $v_m = -v_i$
3. $v_m = 0$
4. $v_m = v_i$
5. $v_m = 2v_i$

◆キーワード

理想演算増幅器　仮想短絡(イマジナリーショート)　非反転増幅回路

◆解　説

　演算増幅器(オペアンプ)を増幅目的で負帰還をかけて使用する際、反転入力端子と非反転入力端子が等電位(電位差0Vの状態)であるとみなすことができる。これをオペアンプの**仮想短絡(イマジナリショート)**と呼び、オペアンプの動作理解の上でも重要な電気特性である。

　この性質を考慮して回路図を考えると、$v_m = v_i$　となる。

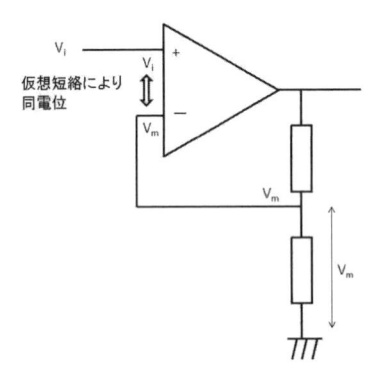

　ちなみに問題の解答とは直接関係はないが、この回路は理想オペアンプを用いて構成した非反転増幅回路であり、電圧増幅度は下記の式の通り外付けの抵抗で決まる。

$$\frac{出力 v_o}{入力 v_i} = 1 + \frac{R}{R} = 2(倍)$$

[正解　4]

<文　献>

　中島章夫　編:臨床工学講座　医用電子工学. 医歯薬出版. 2011. P104、P108〜P111

◆過去5年間に出題された関連問題

　[21回-午後-問題15]　[22回-午後-問題54]　[23回-午前-問題58]

[26回-午前-問題52] 図の回路において時刻 $t=0\,\mathrm{s}$ でスイッチを閉じた。出力電圧 V_o の経過を表す式はどれか。
ただし、コンデンサの初期電荷はゼロとし、Aは理想演算増幅器とする。(医用電気電子工学)

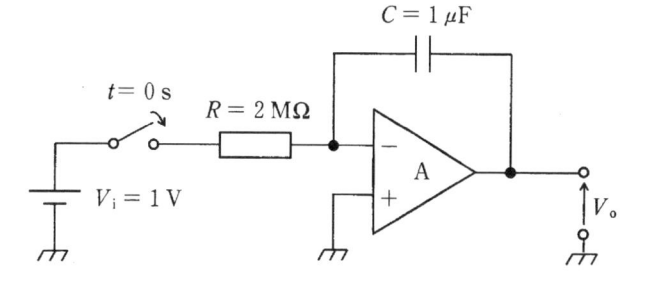

1. $V_o = 2t$
2. $V_o = -2t$
3. $V_o = 0$
4. $V_o = \dfrac{1}{2}t$
5. $V_o = -\dfrac{1}{2}t$

◆キーワード

理想演算増幅器　積分回路

◆解　説

　演算増幅器を用いた積分回路である。この回路の入力－出力特性を求める。理想演算増幅器であるので入力の「＋」端子と「－」端子間は仮想短絡と考えてよい。つまり、端子間電圧は0[V]であり、かつ両端子に電流は流入しないため、抵抗に流れる電流とコンデンサに流れる電流の大きさは等しい。
　よって次の式が成り立つ。

$$V_i - RI = 0 \cdots (1),\quad V_o + \frac{1}{C}\int i\,dt = 0 \cdots (2)$$

式（1）より $I = \dfrac{V_i}{R}$ であり、式（2）に代入すると $V_o = -\dfrac{1}{CR}\int V_i\,dt$ が得られる。

$C=1\mu\mathrm{F}$, $R=2\mathrm{M}\Omega$, $V_i=1\mathrm{V}$ より、$V_o = -\dfrac{1}{1\times10^{-6}\times 2\times 10^{6}}\int 1\,dt = -\dfrac{1}{2}t$ となる。

[正解　5]

<文　献>

中島章夫　編：臨床工学講座　医用電子工学. 医歯薬出版. 2011. P114～P116
根岸照夫ほか　著：コロナ社　電子回路基礎. 2003. P152～P153

◆過去5年間に出題された関連問題

　［21回-午後-問題16］　［22回-午前-問題55］　［24回-午後-問題53］
　［25回-午前-問題54］

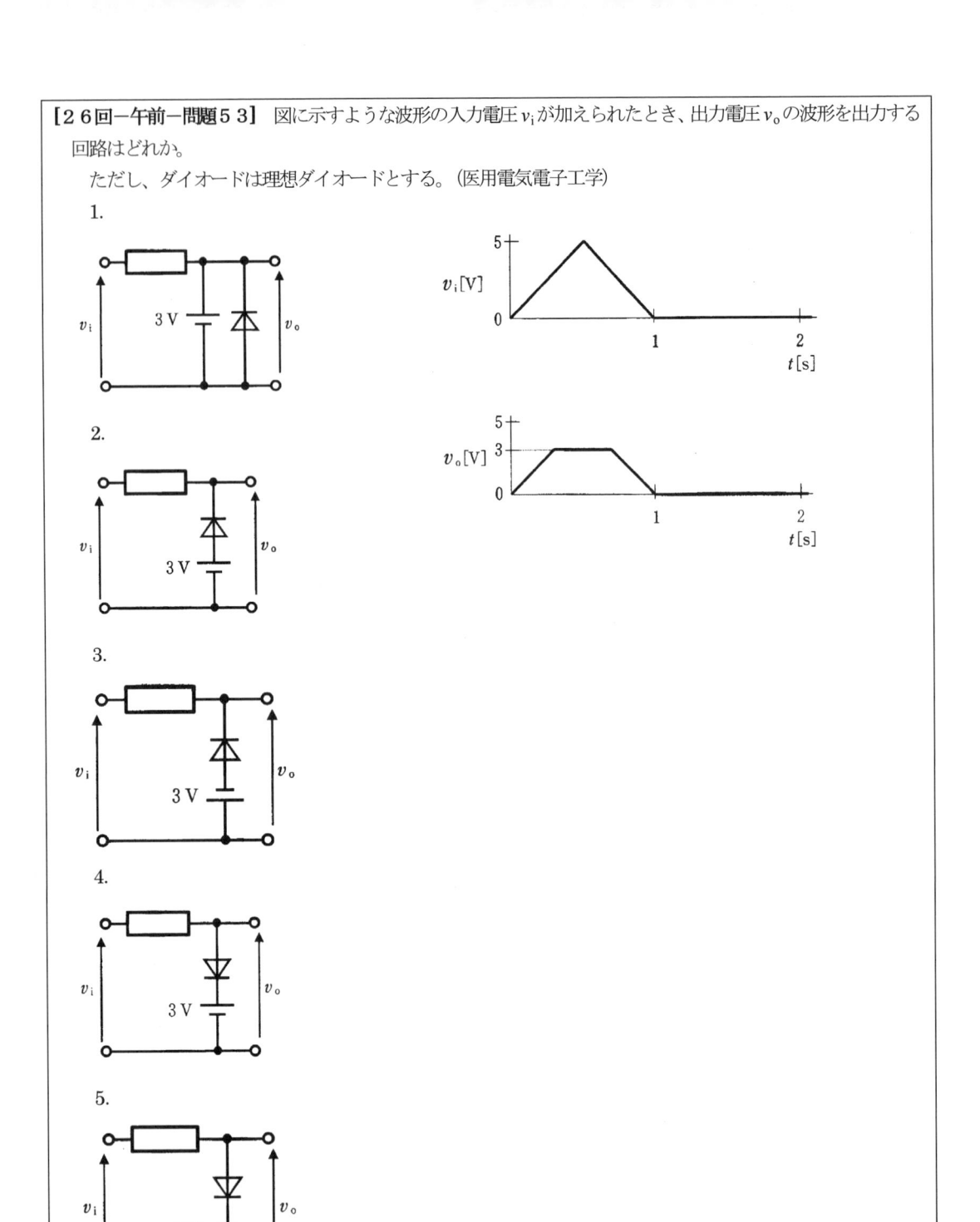

[26回−午前−問題53] 図に示すような波形の入力電圧v_iが加えられたとき、出力電圧v_oの波形を出力する回路はどれか。

ただし、ダイオードは理想ダイオードとする。(医用電気電子工学)

1.

2.

3.

4.

5.

◆キーワード

波形整形回路　クリップ回路

◆解　説

ダイオードの整流特性を利用し、一定振幅レベル以上または以下の信号を取り出すことや、最大・最小値を制限するような回路がある。

出力電圧 v_o は入力電圧 v_i に対して電圧 3V 以上を制限するような波形となっている。そのような波形を実現するためには、直流電源電圧 3V を基準電圧として回路内に設け、入力電圧が 3V 以上となるときに基準電圧と関係をもつダイオードに順方向電圧が加わり導通状態（ショート）となり、基準電圧が出力される状態が実現できる回路構成が必要である。

　この回路構成を選択肢から探すと基準電圧の接続方法で適切であるのは 1) 2) 4) の回路が該当する。次にダイオードの接続方向について検討する。入力電圧 v_i が 3V 以上となるときにダイオードが導通状態にあるためには直流電源電圧 3V に対してダイオードが逆方向接続されている必要がある。その方向でダイオードが接続されているのは選択肢 4) である。

1. 基準電圧と関係を持たない。
2. ダイオードの向きが逆。入力電圧 v_i が 3V 以下でダイオードが導通状態となる。
3. 直流電源電圧、ダイオードの向きが逆。基準電圧が -3V であり、入力電圧 v_i が -3V 以下でダイオードが導通状態となる。
5. 直流電源電圧の向きが逆。基準電圧が -3V であり、入力電圧 v_i が -3V 以上でダイオードが導通状態となる。

[正解　4]

＜文　献＞
　中島章夫　編：臨床工学講座　医用電子工学．医歯薬出版．2011．P25～P27

◆過去５年間に出題された関連問題
　［２１回－午後－問題１４］　［２３回－午後－問題５１］

[26回-午前-問題54] 図の回路で V_a が5V、V_b が3Vのとき、V_c[V]はどれか。
ただし、ダイオードは理想ダイオードとする。(医用電気電子工学)

1. -2
2. 2
3. 3
4. 5
5. 8

◆キーワード

ダイオード　順方向　逆方向　OR回路

◆解　説

　ダイオードは整流作用を持ち、カソードに対してアノードの電位が高いと順方向（導通）、カソードに対してアノードの電位が低いと逆方向（断線）となる性質をもつ（下図1を参照）。

　V_a＝5Vのため回路の上側ダイオードは順方向（導通）となり、出力側 V_c へ5V（実際のダイオードは導通するための電圧降下が生じるが、理想ダイオードそれを考慮する必要はない）が伝達される。しかし V_b＝3Vであるため回路の下側のダイオードは、アノード側3V、カソード側5Vとなり、逆方向（断線）となるため、V_b＝3Vの電圧が V_c へ伝達されることはない（下図2を参照）。

　結果として出力電圧 V_c は5Vとなる。

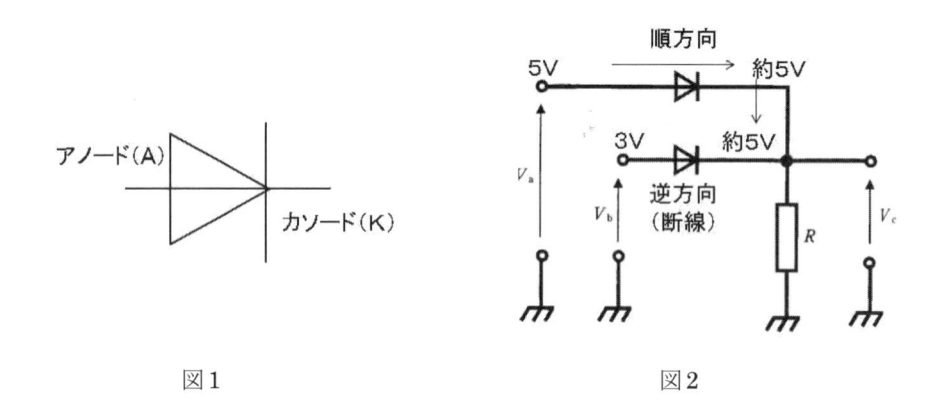

図1　　　　　図2

［正解　4］

＜文　献＞

中島章夫　編：臨床工学講座　医用電子工学. 医歯薬出版. 2011. P150

◆過去5年間に出題された関連問題

　［24回-午前-問題56］　［25回-午後-問題53］

【26回-午前-問題55】 パルス符号変調はどれか。(医用電気電子工学)
1. PAM
2. PCM
3. PFM
4. PPM
5. PWM

◆キーワード

パルス変調

◆解　説

　変調とは音声や画像データなど送信したい信号波をより高い周波数の搬送波に合成して送信する技術体系のことであり、搬送波にパルス波を用いた変調方式をパルス変調と呼ぶ。パルス変調は、信号情報に対しパルス波の振幅や幅などが変化させる方式となる。

1. PAM：パルス振幅変調（Pulse-Amplitude Modulation）
　　　搬送波パルスの振幅が信号振幅に応じて変化する。
2. PCM：パルス符号変調（Pulse-Code Modulation）
　　　符号とは2進数のデータを意味する。波形情報（アナログ信号）がAD変換され、被変調波のパルス羅列がディジタル化された2進数信号となる。
3. PFM：パルス周波数変調（Pulse-Frequency Modulation）
　　　搬送波パルスの周波数が信号振幅に応じて変化する。
4. PPM：パルス位置変調（Pulse-Position Modulation）
　　　搬送波パルスの時間的位置が信号振幅に応じて変化する。パルス位相変調とも呼ぶ。
5. PWM：パルス幅変調（Pulse-Width Modulation）
　　　搬送波パルスのパルス幅が信号振幅に応じて変化する。

［正解　2］

<文　献>
　中島章夫　編：臨床工学講座　医用電子工学．医歯薬出版．2011．P245

◆過去5年間に出題された関連問題
　［21回-午後-問題18］　［24回-午前-問題57］

[26回−午前−問題56] 書き込まれた情報を変更**できない**のはどれか。（医用電気電子工学）
1. ハードディスク
2. CD-R
3. USBフラッシュメモリー
4. フロッピーディスク
5. SSD

◆キーワード

補助記憶装置

◆解 説

　ハードディスクやフロッピーディスクは磁気ディスクであり、磁気ヘッドによる記録の書き込みと消去が可能である。

　CD（Compact Disk）は、読み書きできる機能の違いによって、CD-ROM（Compact Disk Read Only Memory）、CD-R（Compact Disk Recordable）、CD-RW（Compact Disk ReWritable）に分けられ、いずれも直径12cmの樹脂製円盤に情報を記録する光ディスクである。

　フラッシュメモリはデータの読み書きが自由にでき、電源を切っても情報が保持できる不揮発性の半導体メモリである。バックアップ電源が不要なため、デジタルカメラ等のカード型の記憶装置として多く用いられている。

1. 金属円盤に磁性体を塗布して高速で回転させ、情報を読み書きする記憶媒体である。磁気ディスクをモーターで高速回転させているところに磁気ヘッドを近づけると、数nmまでディスクとヘッドが接近するが、接触はしない。
2. ディスクの表面に色素が塗布されており、書き込み用のレーザ光が当たると色素が破壊されてデータの書き込みができる。データの書き込みは1回限りとなる。
3. USBポートに直接接続できるタイプのフラッシュメモリのことである。
4. 磁性体を塗布した円盤を回転させて情報の読み書きを行う。磁気ディスクと磁気ヘッドが接触しているため、ディスクの回転速度は遅い。
5. フラッシュメモリを利用した補助記憶装置である。電気的なアクセスであり、ハードディスクと異なり回転する部分がないので、高速・省電力・静音が特徴である。

［正解　2］

＜文　献＞

菊地眞ほか　編：臨床工学講座　医用情報処理工学．医歯薬出版．2010．P62〜P66
小野哲章ほか　編：臨床工学技士標準テキスト　第2版．金原出版．2012．P195〜P196

◆過去5年間に出題された関連問題

　　［21回−午後−問題25］　　［21回−午後−問題26］　　［22回−午後−問題57］
　　［24回−午前−問題58］　　［24回−午後−問題56］　　［25回−午前−問題56］

【26回-午前-問題57】 図のフローチャートに基づいて作成したプログラムを実行したときのSUMの値はどれか。(医用電気電子工学)

1. 4
2. 5
3. 6
4. 10
5. 21

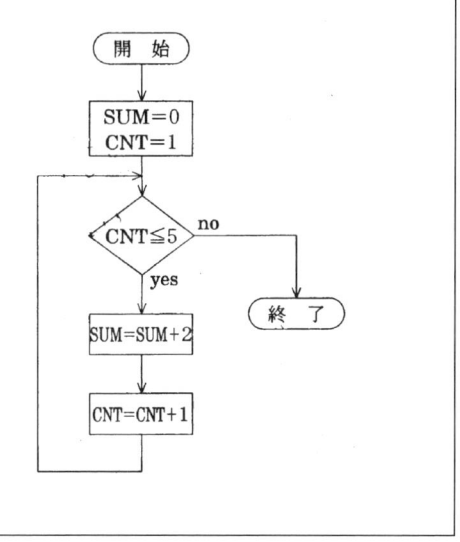

◆キーワード
フローチャート

◆解説
　計算の手順や作業工程（アルゴリズム）を図で表したものがフローチャートである。フローチャートはプログラムの設計やデバッグ作業を行う時などに利用される。

　設問にある命令は、
　① 開始時にSUMの値を0、CNTの値を1と置き、
　② CNTが5以下かどうかを判断し、
　③ CNTが5以下であれば、SUMに2を足した値を新たなSUMと置き、
　④ CNTに1を足したものを新たなCNTと置いて、
　⑤ 再び②に戻り、CNTが5以下であれば同じ命令を実行し、
　⑥ CNTが5より大きい時にはプログラムを終了せよ

というものである。

　このプログラムを実行すると、6回目の繰り返し処理にてCNT=6に達し、プログラムが終了に向かう。終了時にはSUMの値は「10」となる。

[正解　4]

<文　献>
菊地眞ほか　編：臨床工学講座　医用情報処理工学．医歯薬出版．2010．P92～P94
小野哲章ほか　編：臨床工学技士標準テキスト　第2版．金原出版．2012．P196～P197

◆過去5年間に出題された関連問題
　[22回-午後-問題58]　　[23回-午後-問題55]

【２６回−午前−問題５８】 16進数1Aに16進数15を加算した結果を10進数で表したのはどれか。(医用電気電子工学)

1. 27
2. 32
3. 37
4. 42
5. 47

◆キーワード

10進数　16進数

◆解　説

　16進数から10進数への変換は、16進数の各桁の値とその桁の重みを掛けて、すべての桁を足し合わせることによって求めることができる。16進数表記において、"10進数でいう16"になるときに桁上りするため、"10進数でいう15"までを1つのシンボルで表す必要がある。そこで、下記に示す表の通り、10進数の10〜15までをアルファベットのA〜Fに対応づけて数値表現としている。

まず、16進数の1Aは10進数で、
$1 \times 16^1 + A \times 16^0 = 16 + 10 = 26$

次に、16進数の15は10進数で、
$1 \times 16^1 + 5 \times 16^0 = 16 + 5 = 21$

それぞれの値を加算した結果は10進数で、
$26 + 21 = 47$

10進数	16進数
0	0
1	1
2	2
3	3
4	4
5	5
6	6
7	7
8	8
9	9
10	A
11	B
12	C
13	D
14	E
15	F
16	10
17	11
18	12
19	13
20	14

［正解　5］

<文　献>

菊地眞ほか　編：臨床工学講座　医用情報処理工学．医歯薬出版．2010．P13〜P18

◆過去5年間に出題された関連問題

　［２１回−午後−問題３０］　［２３回−午前−問題６１］　［２４回−午前−問題６１］

[26回-午前-問題59] 円で表される集合A、B、Cがある。
図の網かけ部分に対応する論理式はどれか。(医用電気電子工学)

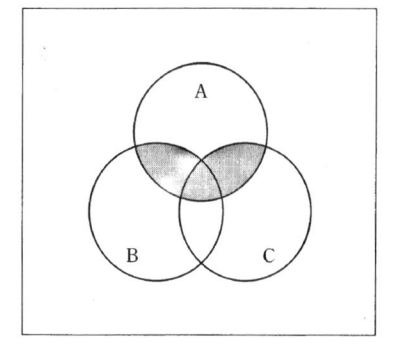

1. A・(B+C)
2. B・(A+C)
3. A+B・C
4. B+A・C
5. C+A・B

◆キーワード

ベン図　論理式

◆解　説

ベン図は論理式を図示する手法である。

論理積（AND演算）はAかつBに該当する部分で、論理式ではA・Bで表される。論理和（OR演算）はAまたはBに該当する部分で、論理式ではA+Bで表される。それぞれのベン図は以下のようになる。

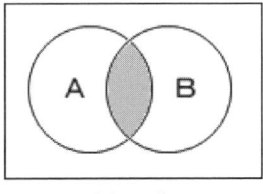

AかつB
(A・B)

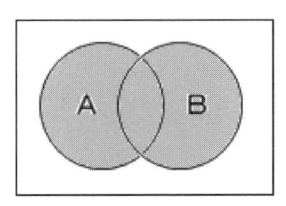

AまたはB
(A+B)

問題の集合A、B、Cにおいて、図の網かけ部分は「BまたはCに該当する部分、かつAに該当する部分」となるため、これを論理式で表すと、A・(B+C)となる。

[正解　1]

＜文　献＞

中島章夫　編：臨床工学講座　医用電子工学．医歯薬出版．2011．P159

◆過去5年間に出題された関連問題

［21回-午後-問題33］　［22回-午前-問題61］

[26回-午前-問題60] 0～8Vの範囲で動作する12bitのAD変換器がある。
およその分解能[mV]はどれか。(医用電気電子工学)
1. 1
2. 2
3. 4
4. 8
5. 16

◆キーワード

AD変換器　分解能　量子化

◆解　説

　12ビットで量子化するということは、与えられたアナログデータを2^{12}の4096に分割できる能力（分解能）を持つということである。

　設問ではアナログデータは0～8Vの間なので、これを12ビットで量子化すれば、1つの刻み幅は、

$$\frac{8[V]}{2^{12}}$$

で計算できる。

$$\frac{8[V]}{2^{12}} = \frac{2^3 \times 10^3 [mV]}{2^{12}} = \frac{10^3 [mV]}{2^9} = \frac{1000[mV]}{512} \fallingdotseq 2[mV]$$

[正解　2]

<文　献>
　小野哲章ほか　編：臨床工学技士標準テキスト　第2版. 金原出版. 2012. P189～P190

◆過去5年間に出題された関連問題
　［23回-午後-問題59］　［23回-午後-問題60］　［25回-午前-問題58］
　［25回-午前-問題61］

【26回-午前-問題61】 周期2秒の正弦波をフーリエ変換して得られるパワースペクトルはどれか。(医用電気電子工学)

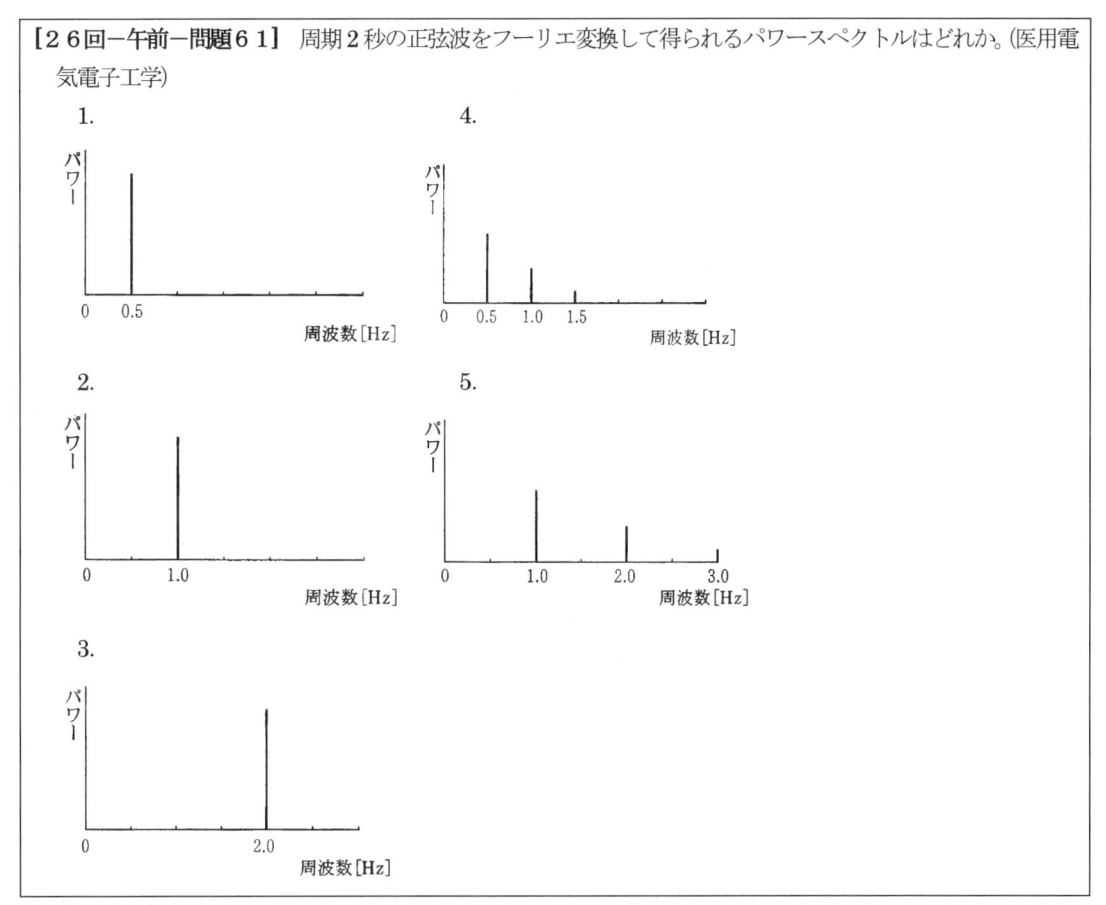

1. グラフ：0.5Hzにピーク
2. グラフ：1.0Hzにピーク
3. グラフ：2.0Hzにピーク
4. グラフ：0.5Hz, 1.0Hz, 1.5Hzにピーク
5. グラフ：1.0Hz, 2.0Hzにピーク

◆キーワード

フーリエ変換　パワースペクトル

◆解　説

フランスの数学者フーリエは「任意の周期関数は三角関数の級数で表される」というフーリエ級数展開を考案し、フーリエ級数を非周期関数まで拡張したのがフーリエ変換である。

この理論によれば、与えられた信号に周波数分析（フーリエ変換）を行うと、その信号の中にどのような周波数成分の正弦波を含んでいるのかを求めることができる。この分析の結果を、横軸に周波数、縦軸に周波数成分の強さをプロットしたものがスペクトル（またはスペクトラム）である。パワースペクトルとはスペクトルを電力値（エネルギー量）として表示したものである。

設問では周期2秒の正弦波なので、含まれている周波数成分は0.5Hzのみである。この信号をフーリエ変換すると0.5Hzのところにパワースペクトルを持つグラフを描くことができる。

[正解　1]

＜文　献＞

小野哲章ほか　編：臨床工学技士標準テキスト　第2版．金原出版．2012．P188～P189

◆過去5年間に出題された関連問題

該当なし

[26回-午前-問題62] 図のブロック線図の伝達関数(Y/X)はどれか。(医用電気電子工学)

1. $\dfrac{H}{1+GW}$
2. $\dfrac{GW}{1+H}$
3. $\dfrac{H}{1+GWH}$
4. $\dfrac{GW}{1+GWH}$
5. $\dfrac{GW}{1-GWH}$

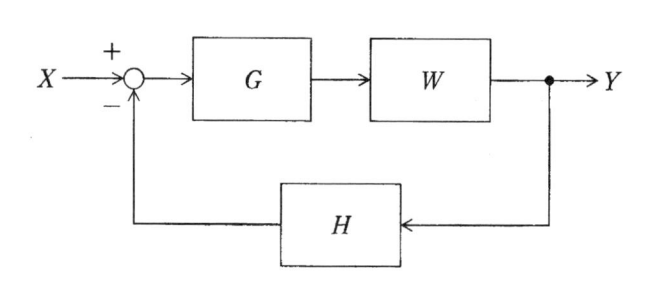

◆キーワード

フィードバック制御　伝達関数　ブロック線図

◆解説

ブロック線図は制御の流れを示すものであり、制御システムの入出力関係を伝達関数で表現する。

問題のブロック線図において、伝達関数 G および W を1つにして簡略化した図を示す。

フィードバック要素 H への入力は Y であるからフィードバック信号は出力 $H \cdot Y$（図中①）となる。次に入力 X に $H \cdot Y$ がマイナスで加わる（図中②）。伝達関数 $G \cdot W$ へは $X - H \cdot Y$ が入力され（図中③）、出力が Y となることから、

$Y = G \cdot W(X - H \cdot Y)$

この式から、

$Y = G \cdot W(X - H \cdot Y)$
$Y = G \cdot W \cdot X - G \cdot W \cdot H \cdot Y$
$Y + G \cdot W \cdot H \cdot Y = G \cdot W \cdot X$
$Y(1 + G \cdot W \cdot H) = G \cdot W \cdot X$

上式を整理し、入出力の関係式を求めると、

$\dfrac{Y}{X} = \dfrac{G \cdot W}{1 + G \cdot W \cdot H}$

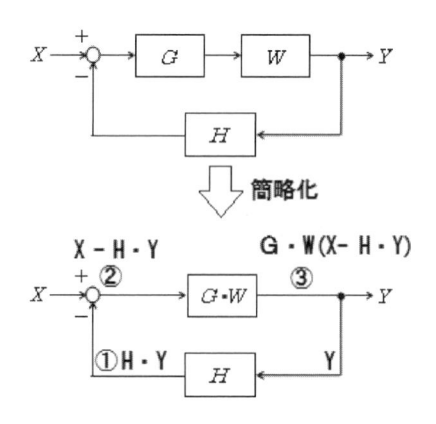

[正解　4]

<文献>

嶋津秀昭ほか　著：臨床工学講座　医用システム・制御工学. 医歯薬出版. 2012. P89～P94

◆過去5年間に出題された関連問題

[21回-午後-問題35]　　[23回-午前-問題63]

[26回-午前-問題63] 超音波ネブライザで起こりうる問題点で**ない**のはどれか。（生体機能代行装置学）
1. 薬剤変性
2. 低酸素血症
3. ガス交換障害
4. 水分過剰供給
5. エアゾルの口腔内過剰沈着

◆キーワード
ジェットネブライザ　超音波ネブライザ

◆解説
　吸入療法は薬剤（水溶液または懸濁液）をエアゾルに変え、吸気流量の流れに乗せて、口腔内、気道、肺などの目的地まで運んで加湿、去痰、気管支拡張、炎症鎮痛などの効果を期待する治療である。
　エアゾルを噴霧する装置には、ジェットネブライザ、超音波ネブライザ、メッシュ式ネブライザや定量吸入器などがある。
　吸気中の液体粒子は、その液体粒子径により到達部位が異なり、例えば、鼻腔：直径30～70μm、気管支：5～8μm、肺胞：0.5～1μmなどとされている。したがって、直径1μm以下のエアゾルでは肺胞まで到達する。
　ジェットネブライザは、ジェット流による**ベンチュリ効果**で水を吸い上げてバッフルにあて、1～10μmのエアゾルを作る。
　超音波ネブライザは1.3～2.3MHzの超音波を振動子にあて、0.5～5μmのエアゾルを作る。したがって、**超音波ネブライザ**は、肺胞まで到達するエアゾルを得ることができる。反面、肺胞内まで達するエアゾルの過剰投与による、無気肺（肺水腫）からの低酸素が懸念される。また、超音波振動による**薬剤変性**の危険性も考慮する必要がある。

［正解　5］

＜文献＞
廣瀬稔ほか　編：臨床工学講座　生体機能代行装置学　呼吸療法装置．医歯薬出版．2012．P109～P114

◆過去5年間に出題された関連問題
　［21回-午後-問題36］　　［23回-午前-問題68］　　［24回-午前-問題64］
　［25回-午後-問題64］

[26回-午前-問題64] パルスオキシメトリーに影響を及ぼす可能性が**ない**のはどれか。(生体機能代行装置学)

1. 体　動
2. 発　熱
3. 末梢循環不全
4. 室内光
5. 電気メス

◆キーワード

パルスオキシメータ　オキシヘモグロビン　デオキシヘモグロビン

◆解　説

　発光部から約 600nm の赤色光と約 900nm の赤外光の 2 種類の光を発し、**オキシヘモグロビン**が約 900nm の赤外光をより強く吸収するのに対し、**デオキシヘモグロビン**は約 600nm の赤色光をより強く吸収するという性質を用いて次式より算出する。

$$SpO_2 = \{HbO_2 / (HbO_2 + Hb)\} \times 100$$

　※HbO_2：オキシヘモグロビン、Hb：デオキシヘモグロビン、SaO_2：動脈血中酸素飽和度、
　　SpO_2：パルスオキシメータによる酸素飽和度

　また、透過光や反射光のうち動脈血を透過したものと静脈血を区別するために動脈の拍動成分を抽出している。

　主な測定誤差要因
・電気メス，携帯電話などの電磁波
・太陽光，手術灯，などの強い光
・異常ヘモグロビン（一酸化炭素ヘモグロビン，メトヘモグロビン等）存在
・末梢循環不全など血流阻害のある場合
・静脈拍動がある場合
・マニキュアを塗布している場合
・インドシアニングリーン等の色素
　など

[正解　2]

<文　献>

　廣瀬稔ほか　編：臨床工学講座　生体機能代行装置学　呼吸療法装置. 医歯薬出版. 2012. P176～P182

◆過去 5 年間に出題された関連問題

　[21回-午後-問題85]　　[22回-午前-問題68]　　[22回-午後-問題20]
　[23回-午前-問題69]　　[23回-午後-問題19]　　[24回-午後-問題20]
　[24回-午後-問題63]

[26回-午前-問題65] 死腔について正しいのはどれか。（生体機能代行装置学）
a. 呼吸細気管支は解剖学的死腔である。
b. 人工鼻は死腔でない。
c. 肺血栓塞栓症では死腔が増加する。
d. 生理学的死腔率（V_D/V_T）の基準値は約 0.3 である。
e. 呼吸パターンは死腔に影響しない。

1. a、b　　2. a、e　　3. b、c　　4. c、d　　5. d、e

◆キーワード

解剖学的死腔　肺胞死腔　生理学的死腔　機械的死腔　死腔換気率

◆解　説

　解剖学的死腔は、口腔または鼻腔から肺胞に至るまでの気道内容積である。成人の基準正常値は**約 150mL**（約 2.2mL/kg）とされている。

　肺胞死腔は、血流のない肺胞である。

　生理学的死腔 ＝ 解剖学的死腔 ＋ 肺胞死腔

　健常人においては生理学的死腔 ≒ 解剖学的死腔となる。

　機械的死腔は、人工呼吸器の回路やマスクなど生体とのインターフェース部分のスペースを表す。

　死腔換気率（VD/VT） は1回換気量のうちの死腔量の割合を表し、基準値は**約 0.3** である。

　分時換気量 ＝ 1回換気量 × 換気回数
　分時肺胞換気量 ＝（1回換気量 − 解剖学的死腔量）× 換気回数

a. 呼吸細気管支はガス交換できる。
b. 人工鼻は機械的死腔である。
e. 呼吸パターンにより死腔の減少や増大となる。

[正解　4]

＜文　献＞
　廣瀬稔ほか　編：臨床工学講座　生体機能代行装置学　呼吸療法装置. 医歯薬出版. 2012. P9

◆**過去5年間に出題された関連問題**
　[22回-午後-問題63]　　[23回-午前-問題64]　　[25回-午後-問題69]

[26回-午前-問題66] 人工呼吸器の換気設定でPaCO₂を規定するのはどれか。（生体機能代行装置学）
a. 換気回数
b. 1回換気量
c. 吸気終末休止（EIP）
d. 呼気終末陽圧（PEEP）
e. 吸入酸素濃度（FIO₂）

1. a、b　　2. a、e　　3. b、c　　4. c、d　　5. d、e

◆キーワード

肺胞換気式　二酸化炭素産生量　分時肺胞換気量　死腔量

◆解 説

PaCO₂の規定因子は**二酸化炭素産生量**と**分時肺胞換気量**の2つであり、次式より求めることができる。

$$PaCO_2 = (0.863 \times 二酸化炭素産生量) \div 分時肺胞換気量$$

よって、

　二酸化炭素産生量：体温、代謝など

　分時肺胞換気量：分時肺胞換気量 =（1回換気量 － 解剖学的死腔量）× 換気回数

などにより左右される。

c. 吸気終末休止（EIP）はPaO₂に関連する。
d. 呼気終末陽圧（PEEP）はPaO₂に関連する。
e. 吸気酸素濃度（FiO₂）はPaO₂に関連する。

[正解　1]

<文　献>

廣瀬稔ほか　編：臨床工学講座　生体機能代行装置学　呼吸療法装置. 医歯薬出版. 2012. P18～P19、P146
　　～P149

◆過去5年間に出題された関連問題

　［23回-午前-問題64］　　［25回-午後-問題69］

[２６回－午前－問題６７] 人工呼吸中のファイティングの原因でないのはどれか。（生体機能代行装置学）
1. 疼痛
2. 低酸素血症
3. アシドーシス
4. 麻薬
5. 痰づまり

◆キーワード
ファイティング

◆解説
　人工呼吸中の**ファイティング**とは、患者の自発呼吸と人工呼吸器からの強制換気または補助換気が逆相様（アンマッチ）になっていることである。

人工呼吸器側の要因
・患者の呼息と人工呼吸器との不同調
・リークなどによる低換気　など

患者側の要因
・気道閉塞
・分泌物貯留
・肺コンプライアンス低下
・意識レベル　など

4. 麻薬により一時的にファイティングに対処する場合もある。

[正解　4]

＜文献＞
　廣瀬稔ほか　編：臨床工学講座　生体機能代行装置学　呼吸療法装置．医歯薬出版．2012．P158～P161

◆過去5年間に出題された関連問題
　[２２回－午後－問題６８]　[２３回－午前－問題６６]　[２４回－午後－問題２１]

[２６回−午前−問題６８] 高気圧酸素治療の治療圧力[ATA]の最高値はどれか。（生体機能代行装置学）
1. 0.3
2. 1.0
3. 1.4
4. 3.0
5. 5.0

◆キーワード
高気圧酸素治療

◆解　説
　高気圧酸素治療に使用される装置は大きく分けて２つになっている。１人用の**第１種装置**と２室以上からなる多人数用の**２種装置**である。
　高気圧酸素治療は高気圧環境下で純酸素を吸入することにより、①**ヘンリーの法則**に基づく溶解酸素の増加、②**2絶対気圧以上の高い圧力**、③酸素の毒性などを利用し治療効果を期待する。
　治療圧力は、再圧治療では2.8ATAが標準的な治療法として国際的に容認されている。
　第１種装置アクリルチャンバでは2.8ATAまでが許容されており、第１種装置鉄製と第２種装置では急性期の重症患者に限って3.0ATA、60分以上の治療圧が使われている。慢性疾患に対する治療圧力は、酸素中毒の危険が少ない2.0ATA、60分以上行うことが一般的な手法である。

[正解　4]

<文　献>
廣瀬稔ほか　編：臨床工学講座　生体機能代行装置学　呼吸療法装置．医歯薬出版．2012．P90〜P108

◆過去５年間に出題された関連問題
　　［２１回−午後−問題３９］　　［２２回−午前−問題６６］　　［２３回−午後−問題６６］
　　［２４回−午前−問題６６］　　［２５回−午前−問題６７］

[26回-午前-問題69] 人工心肺装置に用いる血液ポンプについて正しいのはどれか。（生体機能代行装置学）

1. ローラポンプではポンプ停止時の逆流が生じやすい。
2. ローラポンプでは血液損傷は遠心ポンプよりも軽度である。
3. 遠心ポンプでは回路閉塞時に回路破裂の危険性が大きい。
4. 遠心ポンプでは駆出される血液量は回転数に正比例する。
5. 遠心ポンプでは駆出される血液量は後負荷が高いほど減少する。

◆キーワード

ローラポンプ　遠心ポンプ　回路閉塞　血液損傷

◆解説

　人工心肺装置に用いる血液ポンプ（ローラポンプと遠心ポンプ）の基本原理、構造、機構、特性に関する基本的な出題。ローラポンプはチューブをローラにてしごいて流量を生み出す。オクリュージョン（チューブ圧閉度）を適切にすることが重要である。遠心ポンプはコーン内にあるインペラを高速回転させることで流量を生み出す。ポンプ前後の負荷によって流量が変化する。

1. 適正なオクリュージョンを調節することにより逆流はほとんど生じない。
2. ローラポンプはチューブをしごいて血液を駆出させるため血液損傷が遠心ポンプより大きい。
3. 遠心ポンプは危険な高圧が発生しない。
4. 遠心ポンプは同じ回転数でも負荷変動（前負荷、後負荷）により流量が変化する。

[正解　5]

＜文献＞

見目恭一ほか　編：臨床工学講座　生体機能代行装置学　体外循環装置．医歯薬出版．2012．
井野隆史ほか　編：最新体外循環．金原出版．
安達秀雄ほか　編：人工心肺ハンドブック．中外医学社．

◆過去5年間に出題された関連問題

[21回-午後-問題47]　[22回-午前-問題73]　[24回-午前-問題70]
[25回-午後-問題70]

[26回-午前-問題70] 中空糸多孔質膜を用いた膜型肺について正しいのはどれか。（生体機能代行装置学）

a. 血漿蛋白が膜に吸着すると中空糸は疎水性になる。
b. 血液と酸素は直接接触しない。
c. 外部灌流型は内部灌流型よりも圧損が小さい。
d. 外部灌流型は血液が外部、ガスが内部を通る。
e. 外部灌流型は内部灌流型よりも血流は層流になりやすい。

1. a、b　　2. a、e　　3. b、c　　4. c、d　　5. d、e

◆キーワード

膜型人工肺　中空子型　多孔質膜　外部灌流

◆解　説

中空糸多孔質膜を用いた膜型肺はガス交換膜が細いストロー状になっていて、膜の内部を酸素ガスが流れ、外部を血液が流れる構造となっている。

a. 血漿蛋白が膜に吸着すると中空糸は親水性化されてしまう。
b. 血液と酸素は中空糸多孔質膜の微小孔から直接接触する。
c. 外部灌流型は中空糸の外側を血液が流れ、内側を酸素ガスが流れることにより圧力損失が小さい。
d. 外部灌流型は血液が外部、ガスが内部を通る。
e. 外部灌流型は中空糸膜に対して血液の流れは乱流になる。

[正解　4]

＜文　献＞

見目恭一ほか　編：生体機能代行装置学　体外循環装置．医歯薬出版．2012.
井野隆史ほか　編：最新体外循環．金原出版．
安達秀雄ほか　編：人工心肺ハンドブック．中外医学社．

◆過去5年間に出題された関連問題

[22回-午前-問題69]　　[23回-午前-問題70]　　[24回-午後-問題68]
[25回-午前-問題68]

[26回-午前-問題71] 人工心肺による体外循環について正しいのはどれか。（生体機能代行装置学）

a. 血小板数が低下する。
b. インスリン分泌が減少する。
c. 炎症性サイトカインが放出される。
d. 血清遊離ヘモグロビンが低下する。
e. 心房性ナトリウム利尿ペプチド（ANP）分泌が低下する。

1. a、b、c　　2. a、b、e　　3. a、d、e　　4. b、c、d　　5. c、d、e

◆キーワード

炎症性サイトカイン　遊離ヘモグロビン　ナトリウム利尿ペプチド

◆解　説

　人工心肺を用いた体外循環では血液が異物接触や物理的刺激により赤血球の溶血、白血球や血小板の活性化、補体やサイトカインの活性化など炎症・生体反応により影響をうける。

a. 体外循環では血液希釈や人工心肺回路等に血小板が吸着されることにより血小板は低下する。
b. 体外循環により膵体温が低下すると膵臓の機能が抑制されインスリンの分泌が低下する。
c. 体外循環によって活性化された白血球は種々のサイトカインを放出する。
d. 人工心肺使用中の合併症として血球破壊による溶血が考えられる。それによって遊離ヘモグロビンは増加する。
e. 人工心肺による体外循環の際、血中ANPの大きな低下はみられない。大動脈遮断解除後に著増があった報告はある。

[正解　1]

<文　献>
　見目恭一ほか　編：臨床工学講座　生体機能代行装置学　体外循環装置．医歯薬出版．2012．
　井野隆史ほか　編：最新体外循環．金原出版．
　安達秀雄ほか　編：人工心肺ハンドブック．中外医学社．

◆過去5年間に出題された関連問題

　［23回-午前-問題71］　［24回-午前-問題71］　［25回-午前-問題69］

[26回-午前-問題72] 成人の中等度低体温での人工心肺操作条件で適切で**ない**のはどれか。(生体機能代行装置学)

a. 平均動脈圧 ──────── 70mmHg
b. 送血流量 ──────── 120mL/min/kg
c. 中心静脈圧 ──────── 20mmHg
d. ヘモグロビン ──────── 6.0g/dL
e. 混合静脈血酸素飽和度 ──── 75%

1. a、b、c 2. a、b、e 3. a、d、e 4. b、c、d 5. c、d、e

◆キーワード

灌流圧　灌流量　中心静脈圧

◆解　説

a. 人工心肺操作では平均大動脈圧を60〜80mmHgで保つようにする。
b. 送血流量は体重換算では60〜70 mL/min/kg程度、体表面積換算では2.0〜2.3/min/m²程度である。
c. 中心静脈圧は生体の循環血流量の指標となる。体外循環時では脱血しているため数mmHgとなる。
d. 酸素運搬能を確保するために、7 g/dLのヘモグロビンを切らないようにする。
e. 酸素需要を満たすため混合静脈血酸素飽和度は60〜70%以上を必要とする。

[正解　4]

＜文　献＞

見目恭一ほか　編：臨床工学講座　生体機能代行装置学　体外循環装置．医歯薬出版．2012．
井野隆史ほか　編：最新体外循環．金原出版．
安達秀雄ほか　編：人工心肺ハンドブック．中外医学社．

◆**過去5年間に出題された関連問題**

［22回-午前-問題71］　［24回-午前-問題72］　［25回-午後-問題72］

[26回-午前-問題73] 人工心肺時のヘパリン及びプロタミンについて正しいのはどれか。(生体機能代行装置学)

1. ヘパリンでACTを200秒以上に保つ。
2. プロタミンによる中和は全てのカニューレを抜去してから行う。
3. プロタミンには血液凝固作用がある。
4. プロタミン投与時にみられる血圧低下は血管拡張作用による。
5. アンチトロンビンⅢ欠損症ではプロタミン抵抗性を示す。

◆キーワード

ヘパリン　プロタミン　血液凝固因子

◆解説

人工心肺使用時にはヘパリンを用いて凝固活性を抑制し、体外循環終了時に硫酸プロタミンの投与によりヘパリンの中和を行う。

1. ヘパリン投与後ACT（活性化凝固時間）を350～400秒以上に保つ。
2. 体外循環の終了後、血行動態の安定が確認されるとプロタミン投与が開始される。必ずしもカニューレの抜去とプロタミン投与のタイミングは連動しない。
3. プロタミンはアンチトロンビンと拮抗してプロタミン・ヘパリン複合体を形成する。それによってヘパリンの抗凝固作用を中和する。
4. プロタミン投与時にみられる血圧低下は血管拡張作用による。
5. ヘパリンがアンチトロンビンⅢと結合して抗凝固作用を発揮する。アンチトロビンⅢ欠乏症ではヘパリンが作用しなくなる。

[正解　4]

＜文献＞

見目恭一ほか　編：臨床工学講座　生体機能代行装置学　体外循環装置．医歯薬出版．2012．
井野隆史ほか　編：最新体外循環．金原出版．
安達秀雄ほか　編：人工心肺ハンドブック．中外医学社．

◆過去5年間に出題された関連問題

[24回-午後-問題71]

[26回−午前−問題74] 人工心肺中の溶血と関連するのはどれか。(生体機能代行装置学)

a. 細い送血カニューレ
b. 細い脱血カニューレ
c. 低体温
d. ベント用ポンプの回転不足
e. 無血充填

1. a、b　　2. a、e　　3. b、c　　4. c、d　　5. d、e

◆キーワード

人工心肺中の溶血　カニューレ　無血充填

◆解 説

人工心肺中の溶血はローラポンプによるずり応力、吸引による陰圧によって生じる。また送血カニューレからのジェット流によるキャビテーションによっても生じる。

a. 細い送血カニューレはジェット流が形成されやすく、カニューレ先端に陰圧を生じキャビテーションが発生し、血球を破壊する。
b. 陰圧吸引脱補助法では、細い脱血カニューレに過度の陰圧が発生して溶血を生じる。
c. 低体温は血液凝固・粘度に影響を与えるが、溶血と直接は関連しない。
d. ベント用ポンプの回転不足は、心臓の過伸展の原因となる。
e. 等張電解質溶液でのプライミングは、溶血をおこさない。

[正解　1]

＜文 献＞

見目恭一ほか　編：臨床工学講座　生体機能代行装置学　体外循環装置．医歯薬出版．2012．
井野隆史ほか　編：最新体外循環．金原出版．
安達秀雄ほか　編：人工心肺ハンドブック．中外医学社．

◆過去5年間に出題された関連問題

[21回−午後−問題57]

【26回-午前-問題75】 透析液で誤っているのはどれか。(生体機能代行装置学)
1. アルカリ化剤として重炭酸ナトリウムや酢酸ナトリウムが含まれる。
2. 透析液組成を連続監視するため電気伝導度を測定する。
3. 透析液原水は逆浸透装置、活性炭濾過装置、軟水化装置の順に処理される。
4. 透析液のエンドトキシン濃度を低減するためにエンドトキシン阻止膜が用いられる。
5. 透析液原水として地下水を使うには水道法に準拠した水質の担保が必要である。

◆キーワード

透析液組成　電気伝導度　水処理　エンドトキシン

◆解説

　透析液は、透析膜を介して血液と接触し、拡散により濃度差に基づいて尿毒症原因物質の除去を行うとともに、電解質濃度の是正、酸塩基平衡(pH)の是正等を行う。透析液の浸透圧は血液とほぼ等しくなるように調整されている。体液組成の正常化が治療目的であることから、透析液の組成は、正常な細胞外液組成に近いものを基準にして、除去したい物質は低濃度に、補充したい物質は高濃度に設定されている。

1. 透析患者は代謝性アシドーシスになっているため、透析液には、pHを是正できるようにアルカリ化剤が含まれている。アルカリ化剤には、重炭酸ナトリウムや酢酸ナトリウムが用いられている。
2. 透析液の濃度は、電気伝導度計を用いて連続的に監視されている。
3. 透析液原水処理の基本的な流れは、プレフィルター(沈殿フィルター) → 軟水化装置 → 活性炭濾過装置 → 逆浸透装置 → 貯留タンクの順。
4. エンドトキシン阻止膜は、細菌やエンドトキシンを捕捉して透析液を清浄化するフィルターであり、透析液のエンドトキシン濃度を低減するために用いられる。
5. 透析液原水は、水道法による水質基準を満たす必要がある。透析液原水には水道水、地下水(井戸水など)が用いられる。水道水を使用する場合には、水道法による水質基準を満たしている水を使用することになるが、地下水を用いる場合には、各施設において、水道法に定める水質検査計画を策定した上で、適切に水質検査を行い、原水の水質を担保する必要がある。

[正解　3]

<文献>

　竹澤真吾ほか　編:臨床工学講座　生体機能代行装置学　血液浄化療法装置. 医歯薬出版. 2011. P81〜P88、
　　P105〜P114
　透析療法合同専門委員会　編:血液浄化療法ハンドブック　改訂第6版. 協同医書出版. 2011. P120〜P129

◆過去5年間に出題された関連問題

　　[22回-午前-問題77]　　[22回-午後-問題79]　　[23回-午前-問題79]
　　[24回-午後-問題79]　　[25回-午前-問題79]

[26回-午前-問題76] 水処理装置で膜濾過を原理とするのはどれか。（生体機能代行装置学）
a. RO装置
b. 沈殿フィルター
c. 軟水化装置
d. 活性炭濾過装置
e. エンドトキシン捕捉フィルター

1. a、b、c　　2. a、b、e　　3. a、d、e　　4. b、c、d　　5. c、d、e

◆キーワード

水処理装置　RO装置　エンドトキシン補足フィルター　沈殿フィルター

◆解説

　透析用希釈水の原水には水道水が用いられることが多いが、水道水は、そのまま透析用の希釈原水に用いることができるほどの水質ではない。エンドトキシン、塩素、イオンなどの物質を除去するために、水処理を行い、透析用希釈水を各透析施設で作成する。水処理では、沈殿フィルター、軟水化装置（イオン交換装置）、活性炭装置、逆浸透装置などが用いられる。膜濾過は、圧力差を駆動力とし、水（溶媒）を膜やフィルターなどに通し、膜やフィルターの網目（細孔）の大きさによってふるい分けする分離操作である。

a. RO装置では、水を透過させるがイオンを透過させない逆浸透膜を使い、水とイオンなどの物質を分離する膜分離法である。浸透圧以上の圧力をかけ、水を透過させること（逆浸透）により純水を作成する。
b. 沈殿フィルターは、原水（水道水や井戸水）中の鉄さび、砂などの沈殿するような粗い粒子を膜濾過により除去するために用いる、プレフィルター（前処理フィルター）である。
c. 軟水化装置は、原水中に含まれるカルシウムイオンやマグネシウムイオンなどの析出しやすいイオンを、イオン交換樹脂を用いて、ナトリウムイオンと交換する装置であり、膜濾過を除去の原理としない。
d. 活性炭濾過装置は、吸着を原理とし、残留塩素、クロラミン、有機物などを活性炭に吸着させて除去する装置であり、濾過装置という名称ではあるが、膜濾過を除去の原理としない。
e. エンドトキシン保持フィルターとも呼ばれる。透析液をフィルターに透過させ、膜濾過により透析液中に含まれる細菌やエンドトキシンを補足し、清浄な透析液を供給するためのフィルターである。

[正解　2]

<文献>

竹澤真吾ほか　編：臨床工学講座　生体機能代行装置学　血液浄化療法装置．医歯薬出版．2011．P105～P114

透析療法合同専門委員会　編：血液浄化療法ハンドブック　改訂第6版．協同医書出版．2011．P49～P53

◆過去5年間に出題された関連問題

[22回-午後-問題75]　　[23回-午前-問題79]

【26回-午前-問題77】 CAPDで正しいのはどれか。（生体機能代行装置学）
1. 循環動態に対する影響が小さい。
2. 透析不均衡症候群への注意が必要である。
3. 酸性透析液は生体適合性の面で有利である。
4. 浸透圧は透析液中のカリウム濃度で調整する。
5. 小分子量物質の除去効率は血液透析よりも高い。

◆キーワード

CAPD　不均衡症候群

◆解　説

　CAPDは腹腔内に留置したカテーテルより透析液を腹腔内に注入し、一定時間貯留し、その間、腹膜を介して拡散により尿毒素を透析液側に移動させ、排液によりそれらを除去する治療法である。透析液の浸透圧は血液より大きく設定されており、水分を浸透により透析液側に移動させて除去する。

1. CAPDでは血液を体外循環しないため、循環動態への影響が少ない。
2. CAPDでは、血漿成分の急激な組成変化がないため、不均衡症候群が起こりにくい。
3. 酸性透析液は、腹膜への傷害性が懸念されており、生体適合性の面で有利とは言えない。
4. 腹膜透析液にはカリウムは含まれていない。透析液中の浸透圧は、主にナトリウムイオンとクロールイオンの分で血液と同程度になるように調整し、そこにブドウ糖もしくはイコデキストリンを加えて、透析液の浸透圧が血液の浸透圧より高い値になるようにしている。
5. CAPDでは、血液透析に比べて小分子量物質の除去効率は低い。

[正解　1]

＜文　献＞
　透析療法合同専門委員会　編：血液浄化療法ハンドブック　改訂第6版. 協同医書出版. 2011. P150～P168

◆過去5年間に出題された関連問題
　［21回-午後-問題63］　　［21回-午後-問題64］　　［22回-午後-問題74］
　［25回-午後-問題77］

> **[26回-午前-問題78]** 血液透析の抗凝固療法で正しいのはどれか。(生体機能代行装置学)
> 1. アルガトロバンの半減期は2～3時間である。
> 2. プロタミンは局所ヘパリン化法に用いられる。
> 3. 低分子ヘパリンはヘパリンよりも半減期が短い。
> 4. ヘパリンは出血病変を有する患者に使用できる。
> 5. メシル酸ナファモスタットは陰性に荷電している。

◆キーワード

抗凝固薬

◆解説

　現在、国内で血液透析時に使用が承認されている抗凝固薬は、ヘパリン、低分子ヘパリン、メシル酸ナファモスタット、アルガトロバンの4種類である。それぞれの特徴を正しく理解しておきたい。

1. アルガトロバンは、選択的抗トロンビン薬で、半減期は、20～30分と比較的長い。そのため、出血性病変を持つ患者の抗凝固には適さないが、アンチトロンビンがなくても抗凝固作用を発揮できる点がヘパリンと異なる。そのため、アンチトロンビン活性が低下して他の凝固剤で的確な抗凝固作用の得られない血液透析患者に用いられる。またHIT（ヘパリン惹起性血小板減少症）の患者に対して、使用が承認されている唯一の抗凝固薬でもある。
2. プロタミンはヘパリンの特異的拮抗薬であり、ヘパリンの作用を減じることができる。そこで、ダイアライザを通過した後の静脈側血液回路よりプロタミンを投与して中和することで、血液回路中のみで抗凝固作用を働かせる方法（局所プロタミン法）が用いられた。現在でも、時に実施されるが、出血が問題になる症例には、はじめから出血助長を避けるために、低分子ヘパリン、あるいはメシル酸ナファモスタットを使用することが一般的になっている。
3. 低分子ヘパリンは、ヘパリンの成分のうち分子量の小さいものを分画したもので、その半減期は、ヘパリンの約2倍（2～3時間）と長い。ヘパリンに比べて抗トロンビン作用が弱く、主に抗Xaを介して抗凝固作用を発揮する。そのため、半減期は長いものの出血助長リスクはヘパリンに比べて低い。
4. ヘパリンは、半減期が1～2時間と長く、投与すると全身の血液の凝固時間が延長するため、出血病変を有する患者や周術期の患者では、出血を助長してしまう危険がある。
5. メシル酸ナファモスタットは強力なセリン分解酵素阻害薬で、血液凝固因子の活性化を阻害することで、抗凝固作用を発揮する。半減期は、5～8分と短く、ほぼ体外回路循環中のみに作用することから、出血性病変を有する患者や周術期の患者にも安全に使用できる。陽性に荷電しているため、陰性荷電膜に吸着しやすいことに注意する必要がある。

[正解　2]

＜文献＞

　竹澤真吾ほか　編：臨床工学講座　生体機能代行装置学　血液浄化療法装置．医歯薬出版．2011．P88～P92
　透析療法合同専門委員会　編：血液浄化療法ハンドブック　改訂第6版．協同医書出版．2011．P225

◆過去5年間に出題された関連問題

　[22回-午後-問題77]　[23回-午前-問題78]　[24回-午後-問題76]
　[25回-午前-問題77]

[26回-午前-問題79] 血液透析で正しいのはどれか。（生体機能代行装置学）
1. いかなる場合も抑制帯を用いて抜針事故を防ぐ。
2. 透析液温度が異常上昇すると溶血を起こす。
3. 誤穿刺をしても術者を交代せず責任を全うする。
4. 空気誤入時には患者を右側臥位とする。
5. 多人数用透析液供給装置では透析液濃度を連続監視する装置を1個以上備える。

◆キーワード
血液透析の安全管理　抜針事故　空気誤入

◆解　説
　血液透析の安全管理には、水質管理、機器の管理、透析中の事故（機器による事故、人為的なミスによる事故）への予防や対処などさまざまなものがある。

1. 身体拘束は患者の生命の危機と身体的損傷を防ぐために必要最小限に行うもので、患者の人権を尊重し、倫理配慮をした上で、安全を優先させるときのみ実施されるべきものである。
2. 透析液が高温になると、発汗、体温上昇、血圧の低下を引き起こす。43℃以上の著しい高温では、赤血球の熱傷による溶血が起こることがある。一方、透析液が低温になると、悪寒、体温低下、徐脈、血圧上昇などが見られる。
3. 穿刺の失敗の繰り返しは患者の信頼を失うことにもつながる。無理して続けずに、交代したほうが良い場合も多い。
4. 空気誤入の際には、直ちにポンプを停止し、左側臥位のトレンデレンブルグ体位（頭を低く、下肢挙上）とし、脳、肺への空気の混入を防止し、酸素吸入などの処置を行う。高気圧酸素療法も検討する。
5. 透析液の濃度は透析治療において非常に重要である。正しい濃度の透析液が供給できるように、透析液濃度を監視する装置（濃度計）は複数個以上装備していることが望ましい。

[正解　2]

<文　献>
　竹澤真吾ほか　編：臨床工学講座　生体機能代行装置学　血液浄化療法装置．医歯薬出版．2011．P195〜P201
　透析療法合同専門委員会　編：血液浄化療法ハンドブック　改訂第6版．協同医書出版．2011．P62〜P75

◆過去5年間に出題された関連問題
　　［21回-午後-問題67］　　［21回-午後-問題68］　　［23回-午後-問題79］
　　［24回-午前-問題79］　　［24回-午後-問題79］　　［25回-午後-問題79］

【26回-午前-問題80】 質量 m、速度 v の物体の運動エネルギーと等しい運動エネルギーをもつ組合せはどれか。(医用機械工学)

1. 質量 $\dfrac{m}{9}$、速度 $3v$

2. 質量 $\dfrac{m}{2}$、速度 $2v$

3. 質量 $2m$、速度 $\dfrac{v}{2}$

4. 質量 $4m$、速度 $\dfrac{v}{8}$

5. 質量 $4m$、速度 $\dfrac{v}{16}$

◆キーワード

運動エネルギー

◆解 説

質量 m、速度 v の物体の運動エネルギーは、$\dfrac{1}{2}mv^2$

以下に、選択肢ごとの運動エネルギーを示す。

1. $\dfrac{1}{2}\left(\dfrac{m}{9}\right)(3v)^2 = \dfrac{1}{2}mv^2$

2. $\dfrac{1}{2}\left(\dfrac{m}{2}\right)(2v)^2 = mv^2$

3. $\dfrac{1}{2}(2m)\left(\dfrac{v}{2}\right)^2 = \dfrac{1}{4}mv^2$

4. $\dfrac{1}{2}(4m)\left(\dfrac{v}{8}\right)^2 = \dfrac{1}{32}mv^2$

5. $\dfrac{1}{2}(4m)\left(\dfrac{v}{16}\right)^2 = \dfrac{1}{128}mv^2$

［正解 1］

<文 献>

嶋津秀昭 著:臨床工学講座 医用機械工学. 医歯薬出版. 2011. P34~P36

◆過去5年間に出題された関連問題

該当なし

【26回-午前-問題81】 30°の摩擦のない斜面にある質量10kgの箱を図のように保持するのに必要な力 F [N]はどれか。

ただし、重力加速度は9.8m/s²とする。(医用機械工学)
1. 0.9
2. 4.9
3. 9.8
4. 49
5. 98

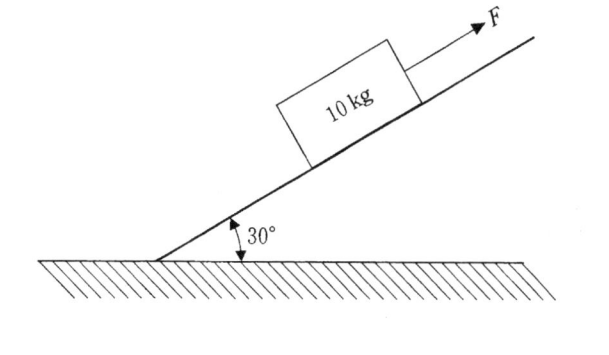

◆キーワード

重力　分力　力の釣り合い

◆解 説

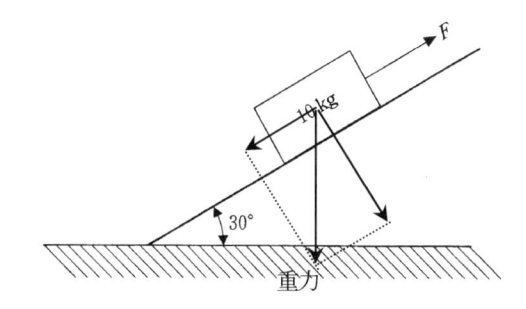

箱にかかる力は上図に示す重力であり、その大きさは、質量×重力加速度で求まる。
すなわち、10kg×9.8m/s²＝98N
この重力は、上図のように斜面垂直方向と斜面方向に分解し考えることができる。
斜面垂直方向の分力は、重力×cos 30°
斜面方向の分力は、重力×sin 30°
斜面に摩擦がない場合、**斜面方向の分力と力 F とが釣り合うことで、箱は斜面上で静止する。**
よって、F＝重力×sin 30°＝98×1/2＝49N

［正解　4］

＜文　献＞

嶋津秀昭　著：臨床工学講座　医用機械工学. 医歯薬出版. 2011. P20

◆過去5年間に出題された関連問題

該当なし

[26回−午前−問題82] 長さ1m、断面積$2 \times 10^{-6} m^2$、ヤング率50MPaのシリコーンゴム製ロープに1kgの重りをぶら下げた。

ロープのおよその伸び[mm]はどれか。

ただし、重力加速度は$9.8 m/s^2$とする。(医用機械工学)

1. 0.1
2. 1
3. 10
4. 100
5. 1,000

◆キーワード

応力　ひずみ　ヤング率　フックの法則

◆解　説

応力σ、ひずみε、伸びΔL、元の長さL、荷重P、ヤング率E、断面積Aとすると、

$$ひずみ\varepsilon = \frac{\Delta L}{L}$$

$$応力\sigma = \frac{P}{A}$$

また、比例限度内であればフックの法則より、

$$応力\sigma = \varepsilon E$$

となる。

以上より求める伸びは、

$$\Delta L = \varepsilon L = \left(\frac{\sigma}{E}\right)L = \left(\frac{P/A}{E}\right)L = \frac{PL}{AE}$$

$= 1(kg) \times 9.8(m/s^2) \times 1(m) / \{2 \times 10^{-6}(m^2) \times 50 \times 10^6(Pa)\}$

$= 9.8 / 100$

$= 0.098 (m)$

$\fallingdotseq 0.1 (m)$

よって、伸びはおよそ100mm　となる。

[正解　4]

<文　献>

嶋津秀昭　著：臨床工学講座　医用機械工学．医歯薬出版．2011. P48～P52
小野哲章ほか　編：臨床工学技士標準テキスト．金原出版．2012. P218～P220

◆過去5年間に出題された関連問題

［21回−午後−問題72］　　［22回−午前−問題81］　　［25回−午前−問題81］

【26回−午前−問題83】 水タンクをある高さに固定して内半径 r のチューブを接続したところ、流量 Q で流れた。

同じ長さで内半径 $2r$ のチューブを接続した場合の流量は Q の何倍か。

ただし、流れは層流であるとする。(医用機械工学)

1. $\dfrac{1}{16}$
2. $\dfrac{1}{4}$
3. 1
4. 4
5. 16

◆キーワード

ハーゲン・ポアズイユの式

◆解　説

問題文より水タンクとチューブの条件を限定することは不可能であるが、図のような状態であり水タンクの水位は何らかの方法で一定に維持されていると仮定する。

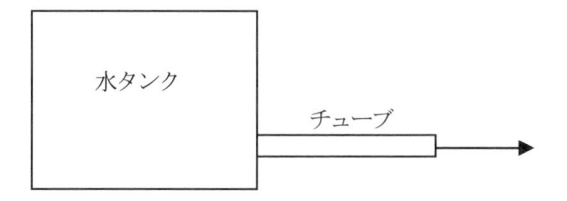

「流れは層流である」とあることから、**断面積が一定のまっすぐな円管内を層流で定常的に流れる**粘性流体の管路抵抗（粘性係数、管の長さ、管径に依存）と流入出口の圧力差および流量の関係を示すハーゲン・ポアズイユの式を用いる。

$$Q = \frac{\pi r^4}{8\mu L} \Delta P$$

ただし、流量 Q、粘性係数 μ、管の長さ L、管の半径 r、出入口の圧力差 ΔP である。

チューブの半径が2倍になると、上式より**その他の要素に変化がない場合**、流量はその4乗の16倍となる。

なお、水位が変化する場合は、チューブ出入口の圧力差 ΔP の変化（水位によるチューブ入口圧の変化）を考慮しなければならなくなる。

[正解　5]

<文　献>

嶋津秀昭　著：臨床工学講座　医用機械工学．医歯薬出版．2011．P86〜P91
小野哲章ほか　編：臨床工学技士標準テキスト．金原出版．2012．P227

◆過去5年間に出題された関連問題

　　［21回−午後−問題73］　［22回−午前−問題82］　［23回−午前−問題82］

[26回-午前-問題84] 血圧と血液について正しいのはどれか。（医用機械工学）
a. 安静立位状態では平均動脈圧は測定部位にかかわらず同じである。
b. 動脈血圧のピーク値は体の部位によって異なる。
c. 脈波伝搬速度は血管壁が硬いほど大きい。
d. 四肢の静脈の血流は定常流である。
e. 収縮期血圧は一心拍中で動脈の直径が最小になった時の血圧である。

1. a、b 　　2. a、e 　　3. b、c 　　4. c、d 　　5. d、e

◆キーワード

血圧　脈波伝搬速度

◆解　説

血管のように管が柔らかいとき、以下に示すメーンズ・コルテヴェークの式で近似的に脈波伝搬速度 PWV が与えられる。

$$\mathrm{PWV} = \sqrt{\frac{E \cdot h}{\rho \cdot D}}$$

ただし、E は管壁の弾性率、h は管壁の厚さ、D は管の直径、ρ は血液の密度である。

a. 動脈では心臓に近いほど血圧は高い。また、立位時は心臓からの高さに応じた血液の重力による圧力（水頭圧）が加算される。
b. 動脈では心臓に近いほど血圧は高い。また、末梢血管のように管腔が狭くなって血流への抵抗が増すと血圧は上がる。
c. 血管壁が硬いほど弾性率は大きい。
d. 定常流とは流速（流量）に時間的変化がない流れ。四肢の静脈には、それを取り囲む筋肉の蠕動運動と静脈に存在する弁をうまく使いながら、逆流を防止し、静脈血を心臓に戻すのを助けるポンピングのメカニズムがある。
e. 収縮期に心臓から拍出された血液は大動脈の弾性線維が伸びることによって蓄えられ、拡張期には弾性線維が受動的に縮んで蓄えられた血液を末梢に送り出す。

[正解　3]

<文　献>

小野哲章ほか　編：臨床工学技士標準テキスト．金原出版．2012．P38、P252

◆過去5年間に出題された関連問題

［22回-午後-問題82］　　［24回-午後-問題85］

[26回―午前―問題85] 生体の電気的特性で**誤っている**のはどれか。（生体物性材料工学）
1. 活動電位の発生は生体の能動特性である。
2. 組織によっては異方性を示す。
3. 低周波では導電率が大きい。
4. 高周波では誘電率が小さい。
5. β分散は細胞膜と細胞質との構造に起因する。

◆キーワード

活動電位　異方性　生体の電気周波数依存性（分散）

◆解　説

　細胞内液と細胞外液は導体、細胞膜は脂質で構成され導電率が低い。この状態は導体板と導体板の間に絶縁体を挟んだコンデンサに似ている。直流や低周波では細胞膜の抵抗値が高く、電流は細胞外液を流れる。高周波交流は細胞膜を貫いて流れる（下図）。細胞の集まり（組織）を一つの電気素子として考えると周波数ともに導電率は上昇し、誘電率は低下する。また細胞は能動的な電気特性として活動電位を発生する。

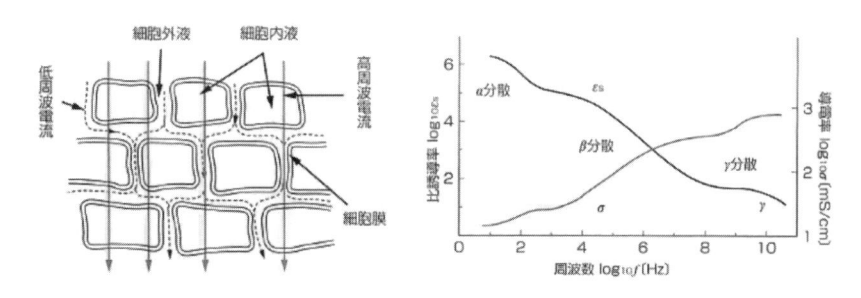

1. 活動電位は細胞内外のイオンの移動によって生じる。生命を維持するためにはエネルギーを用いてナトリウム－カリウムポンプなどを駆動させる必要がある。
2. 例えば皮下組織では、皮膚に直交する方向には角層、表皮、真皮、脂肪組織などが層状に広がり、これらを貫いて、毛根や細い汗腺や神経、それに毛細血管が走る。皮膚に直交する方向と平行する方向では構造が非常に異なり、電気的、機械的その他の物性に異方性が生じる。
3. 低周波では細胞膜の絶縁性の影響で導電率は低くなる。
4. 誘電率は誘電体で誘電分極が生じる程度を表し、コンデンサの性能を表す指標とも考えられる。高周波ではコンデンサの影響が減少するため誘電率は低下する。
5. 導電率、誘電率は急激な変化がみられる周波数帯が3ヶ所存在し、周波数の低い方からα分散、β分散、γ分散と呼ばれる。β分散は細胞の組織構造に起因し、生体に特有である。

[正解　3]

＜文　献＞

　中島章夫ほか　編：臨床工学講座　生体物性・医用材料工学．医歯薬出版．2010．P7～P25
　小野哲章ほか　編：臨床工学技士標準テキスト．金原出版．2012．P235～P240

◆過去5年間に出題された関連問題
　　[21回―午後―問題83]　　[21回―午後―問題84]　　[22回―午前―問題85]
　　[23回―午前―問題85]　　[25回―午後―問題87]

| [２６回－午前－問題８６] 生体中の超音波の性質で正しいのはどれか。（生体物性材料工学）
a. 横波である。
b. 可聴音よりも指向性が低い。
c. 可聴音よりも反射しにくい。
d. 空気に比べて筋組織での音速が大きい。
e. 周波数が高いほど減衰しやすい。

1. a、b　　2. a、e　　3. b、c　　4. c、d　　5. d、e

◆キーワード

| 音波　指向性　伝搬速度 |

◆解　説

　超音波は音波の一種であり、ヒトは20Hz～20kHzの空気振動のみを音として知覚することができる。空気振動が20kHz以上になる音波のことを超音波といい、音波と同様、反射・回折・屈折現象が起こる。また医療では超音波画像診断装置、超音波凝固吸引装置、超音波切開装置などで用いられる。

a. 縦波（疎密波）である。音波は空気の圧縮・膨張を繰り返されることにより、空気の振動が空間を伝搬していく。
b. 周波数が高いほど、超音波の指向性が高くなる。
c. 超音波は音波に比べ、直進性が増し一部にエネルギーを集中しやすくなるため、反射の効果が大きくなる。
d. 空気中（0℃、1気圧）の音速は331（m/s）に対し、筋組織での音速は1585（m/s）である。
e. 音は物質を伝わっているうちに、音のエネルギーが熱によって変化したり、音の反射・屈折・散乱・回折などにより減衰する。臨床目的で使用される周波数の範囲において、生体軟部組織では周波数にほぼ比例した大きさの減衰を示し、伝達距離に対して指数関数的に減衰する。よって、高周波数の方が細かく組織を観察することが可能であるが、減衰を考えた場合、使用できる上限が存在する。

[正解　5]

＜文　献＞
　中島章夫ほか　編：臨床工学講座　生体物性・医用材料工学. 医歯薬出版. 2010. P43～P46
　池田研二ほか　編：生体物性／医用機械工学. 秀潤社. 2009. P196～P202

◆過去５年間に出題された関連問題
　[２２回－午後－問題８４]

【26回−午前−問題87】 比熱が最も小さいのはどれか。(生体物性材料工学)
1. 骨格筋
2. 血 管
3. 血 液
4. 肝 臓
5. 脂 肪

◆キーワード
比熱　熱エネルギー

◆解　説
特定の物質1[g]が1[℃]温度変化を示すのに必要となる熱量を比熱という。
水の比熱は1[cal/g・℃]（4.2[J/g・K]）である。
生体軟部組織は密度、比熱ともに水に近い値を示すが、脂肪や骨の比熱は水の1/4程度であり、加熱による上昇が筋に比べて大きくなる。

骨格筋、血管＞血液＞肝臓＞脂肪

また、熱エネルギーと比熱の関係は以下の式で表すことができる。
　Q=m×c×t
　　Q：熱エネルギー[J]
　　m：質量[g]
　　c：比熱[J/g・K]
　　t：絶対温度[K]

[正解　5]

＜文　献＞
嶋津秀昭　編：入門医用工学. 菜根出版. 1998. P44
嶋津秀昭　著：臨床工学講座　医用機械工学. 医歯薬出版. 2011. P141〜P142

◆過去5年間に出題された関連問題
　[22回−午後−問題87]　[23回−午前−問題84]　[24回−午後−問題86]

[26回-午前-問題88] 生体における物質輸送で能動輸送がみられるのはどれか。(生体物性材料工学)
a. 尿細管におけるナトリウムイオンの移動
b. 小腸におけるグルコースの移動
c. 血液から肺胞への二酸化炭素の移動
d. 血液から組織への酸素の移動
e. 肺胞から血液への酸素の移動

1. a、b　　2. a、e　　3. b、c　　4. c、d　　5. d、e

◆キーワード

能動輸送　受動輸送

◆解　説

　腎臓の尿細管再吸収：Na が再び血管内に呼び戻されるように、低濃度からか高濃度への拡散に逆らうものが能動輸送と呼ばれる。これはエネルギー（ATP）を利用した輸送系である。これに対し腎における受動輸送とは浸透圧を利用した輸送系をさす。

　肺のガス交換は拡散現象つまり受動輸送で行われる。肺胞は薄い膜によって毛細血管と仕切られおりこの膜を透過してガスが移動する。この拡散速度は以下の４つの条件に影響を受ける。

　1）膜の表面積　2）膜の厚さ　3）膜の内外のガスの分圧較差　4）ガスの血液に対する溶けやすさ
同様に末梢の組織においても酸素は動脈血から細胞へと拡散（受動輸送）していく。

［正解　1］

＜文　献＞

中島章夫ほか　編：臨床工学講座　生体物性・医用材料工学．医歯薬出版．2010．P119〜P138
小野哲章ほか　編：臨床工学技士標準テキスト　第２版．金原出版．2012．P29、P257

◆過去５年間に出題された関連問題

該当なし

【26回-午前-問題89】 医療機器の安全性試験として正しいのはどれか。(生体物性材料工学)
1. 溶出物試験は含まない。
2. 物性試験は含まない。
3. 生物学的試験は含まない。
4. 接触面積による分類がなされている。
5. 接触期間による分類がなされている。

◆キーワード
安全性試験

◆解 説
　医用材料の規格、基準および安全性に関する取り決めは薬事法で定める品質基準と、日本工業規格（JIS）に定められた医療機器の規則に則っている。
　医療機器の安全性試験には、物性試験（機械的安全性試験）、溶出物試験、生物学的安全性試験、無菌試験がある。各々の試験の概要は以下の通りである。

物性試験	力学的特性を保持しているかを確認する。
溶出物試験	医療機器が生体と接触したときに溶け出す物質を調べる試験。
生物学的安全性試験	医療機器の接触による生理的影響を、接触部位・接触時間によって分類し試験を行う。
無菌試験	医療機器に対する滅菌の妥当性を確認する。

［正解　5］

＜文　献＞
中島章夫ほか　編：臨床工学講座　生体物性・医用材料工学．医歯薬出版．2010．P203～P216
小野哲章ほか　編：臨床工学技士標準テキスト　改訂第2版．金原出版．2012．P261～P266
日本生体医工学会ME技術教育委員会　監：MEの基礎知識と安全管理　改訂第5版．南江堂．2008．P59～P62

◆過去5年間に出題された関連問題
　［21回-午後-問題87］　［22回-午後-問題88］　［23回-午前-問題88］
　［23回-午後-問題89］　［25回-午後-問題88］

[26回-午前-問題90] 感作性の強い金属はどれか。（生体物性材料工学）
a. 銀
b. 白金
c. カドミウム
d. クロム
e. ニッケル

1. a、b、c　　2. a、b、e　　3. a、d、e　　4. b、c、d　　5. c、d、e

◆キーワード

感作性　金属アレルギー

◆解　説
「感作」は、免疫機能を障害して、アレルギー反応を起こす性質のことである。
　以前はクロムの金属アレルギーが特に男性に多かったが、最近では、1位コバルト17%、2位ニッケル13%と女性を中心にニッケルやコバルトの陽性率が上昇したとの報告がある。
　金、銀、白金、パラジウム等は貴金属に分類され、容易に化学変化を受けず、酸化されにくいため医療機器に用いられる。
　カドミウムは毒性の強い金属で、イタイイタイ病の原因物質である。しかし工業的には、めっき、ニッカド電池をはじめさまざまな製品に利用されている。

[正解　5]

<文　献>
中島章夫ほか　編：臨床工学講座　生体物性・医用材料工学．医歯薬出版．2010．P210～P211
小野哲章ほか　編：臨床工学技士標準テキスト　第2版．金原出版．2012．P272

◆過去5年間に出題された関連問題
該当なし

第26回臨床工学技士国家試験

午後問題解説

【26回-午後-問題1】 我が国の人口統計（平成18年から22年）で正しいのはどれか。（医学概論）
1. 悪性新生物の粗死亡率は10万人あたり約50人である。
2. 年齢調整死亡率は粗死亡率よりも高い。
3. 1年間の死亡数は100万人を超えている。
4. 粗死亡率は男性よりも女性の方が高い。
5. 死因別死亡率の第1位は脳血管疾患である。

◆キーワード

人口動態統計　粗死亡率　年齢調整死亡率　死因別死亡率

◆解　説

　人口動態統計とは、人口変動の要因である出生、死亡、死産、婚姻、離婚に関する統計を言う。粗死亡率は1年間の死亡者数をその年の人口で割ったものである。年齢調整死亡率は特定の年齢層に偏在する死因による死亡を地域間で比較する場合、両地域人口の年齢構成の差による影響を除去する時に使用する死亡率である。死因別死亡率はある死因による1年間の死亡数をその年の人口で割ったものである。

1. 悪性新生物の粗死亡率は10万人あたり約300人である。
2. 粗死亡率は年々増加し平成21年で9.1、年齢調整死亡率は減少し平成21年で男性5.4、女性2.7である。
3. 平成22年の死亡数は119万7066人で100万人を超えている。
4. 粗死亡率は女性よりも男性のほうが高い。
5. 死因別死亡率の第1位は悪性新生物である。

［正解　3］

＜文　献＞

　眞野喜洋、片山博雄　編：臨床検査講座　公衆衛生学. 医歯薬出版. 2006. P168～P174
　厚生労働統計協会　編：国民衛生の動向 2011/2012. 厚生労働統計協会. 2011. P45～P56

◆過去5年間に出題された関連問題
　［22回-午後-問題3］

【26回-午後-問題2】 臨床工学技士が行ってよいのはどれか。（医学概論）
a. 気管挿管
b. 人工呼吸装置使用時の喀痰吸引
c. 留置カテーテルからの採血
d. 内シャント穿刺
e. 動脈穿刺

1. a、b、c　　2. a、b、e　　3. a、d、e　　4. b、c、d　　5. c、d、e

◆キーワード

気管挿管　喀痰吸引

◆解　説

臨床工学技士は生命維持管理装置の操作と保守点検を行う医療職種で、臨床工学技士法によりその資格と業務が定められている。特に業務については臨床工学技士法第37～41条、臨床工学技士施行令第1条、臨床工学技士施行規則第32条および臨床工学技士基本業務指針2010により規定されている。

a. 気管挿管は医行為で医師、歯科医師以外は認められない。ただし、救急救命士は救急救命活動中の心肺停止状態の患者に対する気道確保の方法のひとつとして行うことができる。したがって、臨床工学技士は行うことができない。
b. 医政発0430第1号 平成22年4月30日厚生労働省医政局長通知により認められた項目である。
c. 医政発0430第1号 平成22年4月30日厚生労働省医政局長通知により認められた項目である。動脈留置カテーテルからの採血も可能である。
d. バスキュラーアクセスへの穿刺および除去、さらにはあらかじめ身体に設置されたカテーテルへの接続および抜去も臨床工学技士施行令により認められている。
e. 直接動脈穿刺による採血は医行為であり、臨床工学技士は行うことはできない。

[正解　4]

<文　献>

生駒俊和ほか　編：臨床工学講座　関係法規. 医歯薬出版. 2013. P9～P17

◆過去5年間に出題された関連問題

［21回-午前-問題6］　［22回-午後-問題45］　［23回-午前-問題2］
［23回-午前-問題45］　［25回-午前-問題38］

[２６回－午後－問題３] 薬物の投与経路による血中濃度推移を図に示す。持続点滴静注はどれか。（医学概論）

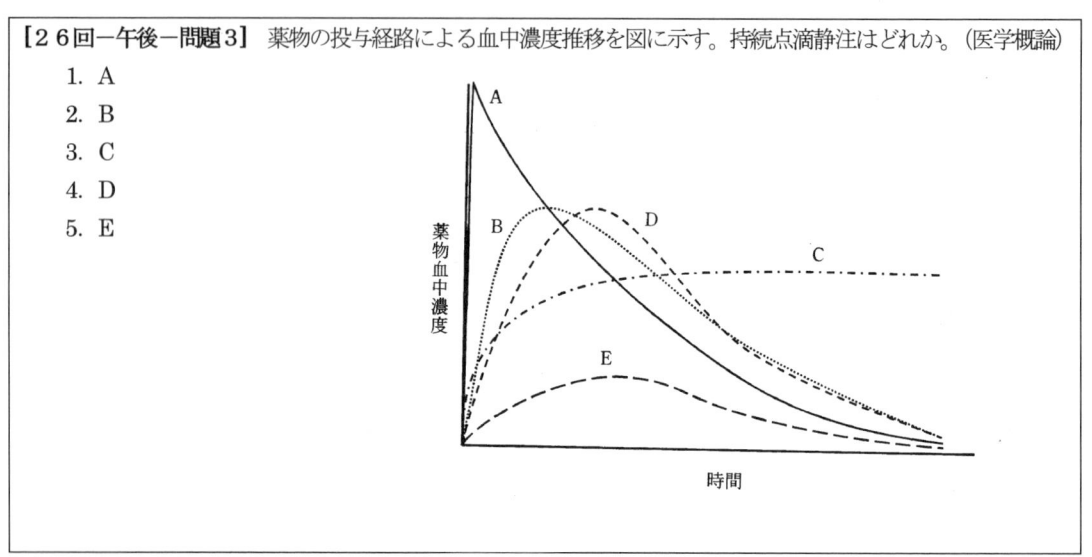

1. A
2. B
3. C
4. D
5. E

◆キーワード

経口投与　皮下投与　筋肉内投与　静脈内投与

◆解　説

薬物は種々の経路で生体に適応される。投与（適用）場所により薬物の効果、作用発現時間に違いがある。

・経口投与（内服）：薬物の大部分は小腸粘膜から吸収されるが、一部は口腔・胃・大腸からも吸収される。小腸から吸収された薬物は門脈を介して肝臓に入り、心臓を経て全身にいきわたる。よって、他の投与方法より作用が緩徐で持続時間が長い。

・皮下投与（皮下注射）：リンパ管、毛細血管を経て速やかに吸収される。経口投与より発現が早く確実である。

・筋肉内投与（筋肉内注射）：筋肉内は毛細血管が多いので、吸収は皮下投与より早い。

・静脈内投与（静脈内注射）：吸収は迅速で初回通過効果（吸収過程での薬物代謝酵素による分解）を受けないため、作用は確実である。即効性であるため、緊急を要する場合に適している。

1. 静脈内投与（静注）である。
2. 筋肉内投与である。
3. 持続点滴静注である。時間が経つにつれ、薬物血中濃度は定常状態へと近づく。
4. 皮下投与である。
5. 経口投与である。

[正解　3]

<文　献>

鈴木雅彦　著：クイックマスターブックス　薬理学．医学芸術社．2003．P24～P26
安原一　編：わかりやすい薬理学　第2版．ヌーヴェルヒロカワ．2011．P26～P30

◆過去5年間に出題された関連問題

[２２回－午前－問題５]　　[２４回－午後－問題３]

[26回-午後-問題4] 炎症と関連が低いのはどれか。(医学概論)
1. 発赤
2. 冷感
3. 腫脹
4. 疼痛
5. 機能障害

◆キーワード

生体防御反応　炎症

◆解　説

　炎症（inflammation）は体外からの障害因子に対する生体防御反応と定義することができる。生体防御反応であるはずの炎症が、その障害性因子の種類や持続時間、生体のさまざまな要因によって防御の限度を超え、病的な強い障害が生じる。このような状態を炎症性疾患とよぶ。

　炎症の4主徴として**発赤**（rubor）、**腫脹**（tumor）、**熱感**（calor）、**疼痛**（dolor）が記述されている。

1. 皮膚や粘膜の一部が充血して赤くなること。
2. 炎症との関連は低い。冷感は閉塞性動脈硬化症（ASO）のように下肢の動脈が閉塞し血流障害が生じたときにみられる症状である。
5. 炎症反応が防御の限度を超えると機能障害がおこる。

［正解　2］

＜文　献＞

　小野哲章ほか　編：臨床工学技士標準テキスト　第2版．金原出版．2012．P63

◆**過去5年間に出題された関連問題**

　［25回-午前-問題5］

【26回-午後-問題5】 神経組織について**誤っている**のはどれか。（医学概論）
1. 末梢神経の軸索はシュワン細胞に取り囲まれている。
2. 髄鞘の切れ目をランビエの絞輪という。
3. 細胞内液のNa^+濃度は細胞外液よりも高い。
4. 脱分極は静止膜電位が負からゼロに向かうことをいう。
5. 強い刺激を加えても活動電位の発生が起こらない期間を絶対不応期という。

◆キーワード

中枢神経系　末梢神経系　ニューロン　活動電位

◆解　説

　神経系は中枢神経系と末梢神経系からなる。神経細胞（ニューロン）は神経細胞体とそこから出る神経突起（軸索と樹状突起）からなっている。

　末梢神経の軸索はシュワン細胞と髄鞘で取り巻かれた有髄神経と、髄鞘を欠き、シュワン細胞に囲まれているだけの無髄神経がある。有髄神経には1～3mm間隔に髄鞘の切れ目がみられ、これをランビエの絞輪という。

　細胞を刺激して興奮させると棘状（きょくじょう）のスパイク電位が記録される。この波形を活動電位といい、静止膜電位（-90～-60mV）より0の方向（正方向）の電位の動きを脱分極、脱分極状態から静止電位に戻る過程を再分極という。0電位を超えた部分をオーバーシュート（逆転電位）と称する。

3. 体液中には種々のイオンが含まれる。細胞内液ではK^+、HPO_4^{2-}、タンパク陰イオンの濃度が高く、細胞外液（間質液）ではNa^+、Ca^{2+}、Cl^-の濃度が高い。
5. 活動電位の不応期には絶対不応期と相対不応期がある。強い刺激を加えても活動電位は発生しない期間（刺激無効）を絶対不応期という。再分極してくると興奮性を回復し、強い刺激に対してのみ興奮するようになり、この期間を相対不応期という。

［正解　3］

＜文　献＞

小野哲章ほか　編：臨床工学技士標準テキスト　第2版. 金原出版. 2012. P26、P47
堀川宗之　著：エッセンシャル解剖・生理学. 秀潤社. 2005. P29、P51、P173～P175

◆過去5年間に出題された関連問題

［22回-午前-問題6］　［22回-午前-問題85］　［24回-午前-問題6］
［25回-午前-問題85］　［25回-午後-問題7］

[26回-午後-問題6] 心臓の興奮伝導系（刺激伝導系）で房室結節の次に興奮が伝わるのはどれか。（医学概論）
1. 洞房結節
2. ヒス束
3. 右　脚
4. 左　脚
5. プルキンエ線維

◆キーワード
刺激伝導系　心臓ペースメーカ

◆解　説
　心臓は体外に取り出しても条件が良ければ一定のリズムで自発的に拍動を続ける。これを心臓拍動の自動性と呼んでいる。通常、この機能は右心房の洞結節（洞房結節）にあり、ここから始まる興奮が心房全体に広がり、心房は収縮する。この興奮の一部は結節間路を通って房室結節に達し、さらにヒス束→右脚／左脚→プルキンエ線維の順に伝播し、心室筋は秩序ある収縮ができる。特殊心筋で構成された洞結節からプルキンエ線維までを興奮伝導系（刺激伝導系）という。

［正解　2］

＜文　献＞
　小野哲章ほか　編：臨床工学技士標準テキスト　第2版．金原出版．2012．P31～P32

◆過去5年間に出題された関連問題
　［22回-午前-問題7］　　［23回-午後-問題7］

【26回-午後-問題7】 採血直後の血液に添加しても凝固を阻止できないのはどれか。（医学概論）
1. EDTA
2. ヘパリン
3. シュウ酸ナトリウム
4. クエン酸ナトリウム
5. ワルファリン

◆キーワード

EDTA　ヘパリン　クエン酸ナトリウム　ワルファリン

◆解　説

　抗凝固薬とは血液の凝固を阻止する薬剤のことである。凝固阻止機序のうえから、カルシウムイオンを除去する脱カルシウム剤（EDTA塩やクエン酸塩やシュウ酸塩）とトロンビンおよびトロンボプラスチンの作用を阻害するヘパリンとに大別される。検査の目的によって用いる抗凝固薬を使い分ける必要がある。

　ワルファリンは経口抗凝固薬であり、ビタミンK依存性血液凝固因子の生合成を抑制して抗血栓作用を発揮する。血栓症の長期治療などに使用される。

5. 投与方法は経口投与のみである。よって採血後の抗凝固薬として使用できない。

［正解　5］

＜文　献＞

小野哲章ほか　編：臨床工学技士標準テキスト　第2版. 金原出版. 2012. P118
菅野剛史ほか　編：臨床検査技術学　血液検査学　第4版. 医学書院. 2008. P104

◆過去5年間に出題された関連問題
　　［22回-午後-問題77］　　［23回-午前-問題78］　　［23回-午後-問題5］

[26回-午後-問題8] 聴覚器について**誤っている**のはどれか。（医学概論）
1. 耳小骨は3つの小骨からなる。
2. 半規管は内耳に存在する。
3. 耳管は両側の中耳を連絡する。
4. 鼓膜は中耳と外耳との境界に存在する。
5. 蝸牛神経は聴覚に関連する。

◆キーワード

平衡感覚　聴覚器

◆解　説

聴覚受容器は外耳、中耳、内耳からなる。

外耳：耳介と外耳道からなる。耳介は音波を外耳道に集める集音器の役割をしている。外耳道は外耳孔から鼓膜に至るトンネルである。外耳と中耳の境界には鼓膜が存在する。

中耳：鼓室、耳管からなる。鼓室には3つの小さい骨（耳小骨）があり、その形からツチ骨、キヌタ骨、アブミ骨と呼ばれる。耳管は鼓室と咽頭を結ぶ管で、普段は圧閉されているが、ものを飲み込むときなど一時的に開き、鼓室内の圧は大気圧と等しく保たれる。

内耳：前庭、半規管、蝸牛の3部に分けられる。前庭には球形嚢、卵形嚢と呼ばれる2つの袋があり、その内面に平衡斑と呼ばれる感覚上皮からなる小領域がある。ここで体の姿勢や方向、運動に関する情報が感受される。半規管は3つの直行する面の上でアーチを描く管であり、体の回転運動の情報が感受される。蝸牛はかたつむりの殻の形をした器官で、3室に区分されている（鼓室階、前庭階、蝸牛管）。蝸牛管には基底板が張られており、その上にコルチ器と呼ばれる音の感覚受容器が存在している。

5. コルチ器には有毛細胞があり、蝸牛神経の終末がこれに終わっている。コルチ器が振動すると、有毛細胞が上方にある蓋膜に当たって脱分極を起こし、興奮すると蝸牛神経からのインパルスを引き起こし、聴覚経路を経て、大脳皮質に達する。蝸牛神経は内耳神経、聴神経とも呼ばれる。

［正解　3］

<文　献>

藤田恒夫　著：入門人体解剖学　改訂第5版．南江堂．2012．P321～P326
堀川宗之　著：臨床工学ライブラリーシリーズ　エッセンシャル解剖・生理学．秀潤社．2005．P198～P203

◆過去5年間に出題された関連問題

該当なし

【26回-午後-問題9】 男性生殖器について**誤っている**のはどれか。（医学概論）
1. 精巣は胎生期に腹腔内から陰嚢へ移動する。
2. 精子は精巣上体内で成熟する。
3. 精嚢は前立腺に接して存在する。
4. 尿管は前立腺を貫通する。
5. 陰茎には海綿体が存在する。

◆キーワード

男性生殖器

◆解　説

　男性生殖器の機能は、精子の産生と男性ホルモンの分泌である。男性生殖器には精巣（睾丸）、精巣上皮小体（副睾丸）、輸精管、陰茎などが含まれる。

　胎生期には精巣は腎臓と同じ高さに発生するが、出生時には腹壁より外に出て、陰嚢の中に収まっている。精巣は精子を作る器官であり、精巣上体は精子を成熟させ貯蔵する部位である。精嚢は膀胱の下後壁に接して射精管に開く1対の細長い袋で、内部は粘液分泌細胞で囲まれた小室に分かれている。前立腺は膀胱の下にある器官で、中央を尿道が貫いている。射精管も前立腺の底を貫いて走る。陰茎は尿道と、これに沿う海綿体という特殊な構造からなる。陰茎の海綿体としては、①尿道海綿体、②亀頭海綿体、③陰茎海綿体がある。

4. 前立腺を貫通するのは尿道である。

［正解　4］

＜文　献＞

　藤田恒夫　著：入門人体解剖学　改訂第5版．南江堂．2012．P221〜P228

◆過去5年間に出題された関連問題

　［25回-午後-問題9］

[26回-午後-問題10] 創傷治癒の過程で正しい順番はどれか。(臨床医学総論)
1. 炎症期 → 止血期 → 成熟改変期 → 増殖期
2. 止血期 → 炎症期 → 増殖期 → 成熟改変期
3. 炎症期 → 止血期 → 増殖期 → 成熟改変期
4. 止血期 → 増殖期 → 炎症期 → 成熟改変期
5. 炎症期 → 成熟改変期 → 止血期 → 増殖期

◆キーワード

創傷治癒　止血期　炎症期　増殖期　成熟改変期

◆解　説

　創傷治癒は、肉芽形成から線維増生を経て瘢痕形成に至る過程と、上皮形成が同時に進行し、ついで瘢痕組織の収縮が起こる。これらは創傷治癒の時間的推移から、受傷直後の止血期、炎症期、増殖期、成熟改変期に分類される。

(1) 止血期

　創傷治癒の条件は、止血、感染防御と局所の血流であろう。受傷直後は凝固因子の活性化と血小板の凝集による止血が行われる。同時に好中球、ついでマクロファージが遊走して異物・細菌の貪食が進行し、炎症が惹起される。

(2) 炎症期

　創面を凝血塊が被覆し、局所の炎症による毛細血管の拡張と血管透過性の亢進が起こり、フィブリノーゲンなどの滲出、リンパ液の漏出が起こる。フィブリノーゲンはトロンビンの作用により、フィブリン網を形成する。好中球・マクロファージは局所に遊走して異物・細菌・壊死組織を貪食して処理し、またIL-1、IL-6、IL-8を放出して好中球をさらに動員して、異物処理と組織修復へと向かわせる。

(3) 増殖期(肉芽形成期)

　肉芽組織が形成される。肉芽組織とは組織の欠損・体内外の異物・細菌感染などの炎症に対して、組織の欠損の代償性・変化を吸収して再生・修復・治癒に向かわせる機能を有する新生組織である。組織所見はリンパ球・マクロファージなどの炎症性細胞の出現・毛細血管の新生・線維芽細胞の増殖・膠原線維の増生からなる。形成された肉芽組織の表層に薄い一層の上皮が形成され始める。

(4) 成熟改変期(瘢痕形成期)

　線維芽細胞・新生毛細血管の増殖が止まり、TGF-β・IL-4の刺激で線維芽細胞は盛んにコラーゲン線維・フィブロネクチンを合成し、細胞外基質の蓄積が進む。このようにして結合組織が形成され、抗張力が回復してくる。

(5) 収縮相(瘢痕期)

　瘢痕組織は収縮し、上皮化は完成して表面平滑な瘢痕となる。

[正解　2]

＜文　献＞

　篠原一彦ほか　編：臨床工学講座　臨床医学総論．医歯薬出版．2012．P33

◆過去5年間に出題された関連問題

　該当なし

[26回-午後-問題11] 日本で最も多い過敏性肺臓炎はどれか。（臨床医学総論）
1. 農夫肺
2. 換気装置肺臓炎
3. 珪肺
4. 夏型過敏性肺臓炎
5. 鳥飼肺

◆キーワード
過敏性肺臓炎

◆解 説
　過敏性肺臓炎は有機粉じんまたは化学物質の反復吸入によって生じるⅢ型アレルギーや、Ⅳ型アレルギーで起こる肉芽腫性胞隔炎。

　咳・呼吸困難・発熱があり、胸部単純X線写真像ではびまん性細粒状影、高分解能CT（high resolution CT, HRCT）で小葉中心性小結節影を呈する。沈降抗体を認める。

　本症の原因となる吸入性抗原は主としてカビ（真菌胞子・細菌）、鳥類の体タンパクであるが、そのほかイソシアネートなどの化学物質もハプテンとして体タンパクと結合し、抗原となる。

　本症の発生頻度は国により、また同じ国内においても地域によって異なっている。欧米では農夫肺（真菌）・鳥飼肺（鳥類の排泄物・羽毛など）・換気装置肺臓炎（加湿器肺・空調肺；真菌）が主であり、そのほかの過敏性肺臓炎の発生はまれである。

　一方、わが国の過敏性肺臓炎については、夏型過敏性肺臓炎がもっとも多く74.4%を占め、ついで農夫肺が8.2%、換気装置肺臓炎4.3%、鳥飼病が4.0%を占めている。そのほかに職業関連疾患（砂糖キビ・キノコ・コルク・イソシアネートなど）の過敏性肺臓炎もあるが、きわめて少ない。また、原因不明の過敏性肺臓炎が全体の6.9%に認められている。

［正解　4］

＜文　献＞
　篠原一彦ほか　編：臨床工学講座　臨床医学総論．医歯薬出版．2012．P65

◆過去5年間に出題された関連問題
　該当なし

[26回-午後-問題12] 胸部大動脈瘤の周囲臓器への圧排症状で**ない**のはどれか。(臨床医学総論)
1. 喘鳴
2. 嚥下困難
3. 嗄声
4. 横隔膜挙上
5. 下肢浮腫

◆キーワード
胸部大動脈瘤

◆解 説
　胸部大動脈瘤は発生部位によって上行大動脈瘤・弓部大動脈瘤・下行大動脈瘤に分類される。動脈瘤が拡大すると周囲臓器を圧迫し、症状としては気管圧迫による喘鳴・咳・呼吸困難、食道圧迫による嚥下困難、反回神経麻痺による嗄声、横隔神経麻痺による横隔膜挙上、上大静脈圧迫による上大静脈症候群などがある。縦隔や肺などへの破裂では疼痛や喀血などがみられる。
　手術は動脈瘤切除と人工血管による再建術が行われる。

5. 下大静脈を圧迫しないので、下肢浮腫はきたさない。

[正解　5]

<文　献>
小野哲章ほか　編：臨床工学技士標準テキスト．金原出版．2002．P554

◆過去5年間に出題された関連問題
　該当なし

【26回-午後-問題13】 Fallot四徴症について**誤っている**のはどれか。（臨床医学総論）
1. 心房中隔欠損
2. 心室中隔欠損
3. 右室肥大
4. 右室流出路狭窄
5. 大動脈騎乗

◆キーワード

肺動脈狭窄（PS）　心室中隔欠損（VSD）　大動脈騎乗　右室肥大

◆解　説

　Fallot四徴症とは、胎生期に円錐中隔の前方偏位が起こり、右室流出路の狭窄が生じ、また、偏位した円錐中隔下には心室中隔欠損が生じ、大動脈が右室に騎乗したもの。

　Fallot四徴症とは、
　　① 肺動脈狭窄（PS）
　　② 心室中隔欠損（VSD）
　　③ 大動脈騎乗
　　④ 右室肥大（RVH）

以上4つの奇形を持つ先天性心疾患であり、チアノーゼ性心疾患の中で1番多い。

［正解　1］

＜文　献＞

医療情報科学研究所　編：病気がみえる vol.2　循環器．メディックメディア．2003．P164

◆過去5年間に出題された関連問題

　該当なし

【26回-午後-問題14】原発性アルドステロン症で認められる所見はどれか。（臨床医学総論）
  a. 高血圧症
  b. 四肢麻痺
  c. 低カリウム血症
  d. 血漿レニン活性高値
  e. 代謝性アシドーシス

  1. a、b、c   2. a、b、e   3. a、d、e   4. b、c、d   5. c、d、e

◆キーワード

原発性アルドステロン症　二次性高血圧　低カリウム血症

◆解　説

　腺腫や過形成などにより、副腎皮質球状層からアルドステロンが過剰に分泌され、腎集合管に作用して、Na貯留による高血圧をきたす疾患である。原因としてはアルドステロン産生腺腫（約74％）、特発性アルドステロン症（約19％）がほとんどを占める。二次性高血圧の主な原因となっており、最近では高血圧全体の5％以上を占めるといわれている。

b. 低カリウム血症のため、細胞の脱分極状態が延長するので、筋力低下、脱力発作、四肢麻痺、テタニー、心電図異常（T波平坦化、U波出現など）などがみられる。
c. 過剰に分泌されたアルドステロンが腎臓の集合管に作用し、Na・水の再吸収とK・Hの排泄を促進するため、低カリウム血症となる。
d. 過剰に分泌されたアルドステロンにより高血圧となるため、傍糸球体装置の圧受容体が刺激されず、ネガティブ・フィードバックにより、レニンの産生が低下する。
e. 過剰に分泌されたアルドステロンが腎集合管に作用し、Na・水の再吸収とK・Hの排泄を促進するので、代謝性アルカローシスとなる。

［正解　1］

＜文　献＞
　医療情報科学研究所　編：病気がみえる vol.3　糖尿病・代謝・内分泌．メディックメディア．2012．P256

◆過去5年間に出題された関連問題
　該当なし

【26回-午後-問題15】 運動神経伝導速度の低下がみられるのはどれか。（臨床医学総論）
1. 単純ヘルペス脳炎
2. 脳梗塞
3. ギラン・バレー症候群
4. パーキンソン病
5. 小脳腫瘍

◆キーワード

運動神経伝導速度　末梢神経障害

◆解説

　末梢神経を近位部と遠位部の2点で皮膚上から別々に電気刺激し、末端の筋で誘発された電位（誘発筋電位）を導出すれば、その潜時の時間差から神経伝導速度がわかる。これにより、運動神経・感覚神経の異常の有無を調べるのが、神経伝導速度検査である。末梢神経線維の病変には、軸索変性、ワーラ変性、筋性脱髄、軸索再生、再髄鞘形成がある。軸索変性では細胞の興奮性が低下、または消失する。髄鞘変化があれば伝導速度の遅延が起こり、回復するにつれ伝導速度も回復してくる。

　末梢神経障害をきたす疾患には、中毒性（有機水銀、鉛、農薬など）、炎症性（神経炎、ギラン・バレー症候群、急性特発性ニューロパチーなど）、代謝性（糖尿病、尿毒症）、遺伝性疾患などがあり、検査の適応例は多い。

1. 単純ヘルペスウイルスによる感染症である。小児や若年成人に多く、発熱、髄膜刺激症状、意識障害、嗅覚障害、幻視、痙攣、異常行動、記憶障害などで急性発症し、急速に重症となる疾患である。
2. 脳血管が血栓や塞栓によって閉塞したために、局所的に脳組織が壊死に陥ったものである。
3. ウイルス感染など先行感染により活性化された自己免疫機構が、末梢神経髄鞘に対して作動し、末梢神経系に多発性の脱髄病巣を形成する。感染症状がほぼ改善したころから、**下肢遠位より運動優位の末梢神経障害**が徐々に進行し、筋力の低下や腱反射の低下などがあらわれる。極期には**呼吸筋麻痺**などがあらわれるが、生命予後は一般に良好である。
4. 初老期に孤発性に発生し、表情の乏しい仮面様顔貌、無動、緊張が亢進し筋肉が硬くなる筋固縮、不随意に体が一定の振動をおこす振戦、こきざみ歩行などの症状が緩徐に進行する疾患である。
5. 小脳は運動系の統合的な調整を行っている。腫瘍や出血により障害がおこると、平衡障害、筋緊張障害、運動障害といった症状があらわれる。

［正解　3］

<文献>

椎名晋一 ほか：新訂　臨床検査講座　臨床生理学．医歯薬出版．2000．P185〜P191
石原謙　編：臨床工学講座　生体計測装置学．医歯薬出版．2010．P99

◆過去5年間に出題された関連問題

該当なし

[26回-午後-問題16] 原虫性疾患はどれか。（臨床医学総論）
a. カンジダ症
b. 帯状疱疹
c. 梅　毒
d. トリコモナス症
e. アメーバ赤痢

1. a、b　　2. a、e　　3. b、c　　4. c、d　　5. d、e

◆キーワード

寄生虫　原虫

◆解　説
　寄生虫とは真核生物に属する単細胞動物の原虫（1～20μm）と、多細胞性動物の蠕虫の一群である。単細胞の原虫である赤痢アメーバ、ランブル鞭毛虫、クリプトスポリジウム、トキソプラズマ、輸入感染症として遭遇する機会が多いマラリア原虫、リーシュマニアなどの寄生によって起こる疾患を原虫症と呼ぶ。

a. 真菌であるカンジダ属による日和見感染症である。表在性のものとして外陰部膣炎など性感染症としても重要である。
b. ヘルペスウイルス科の水痘・帯状疱疹ウイルスによるウイルス感染症である。
c. 梅毒トレポネーマにより起こる性感染症である。
d. 膣トリコモナス原虫により、膣炎、外陰炎、尿道炎などを起こす性感染症である。
e. 赤痢アメーバの感染型原虫（シスト cyst）を経口摂取することによって感染する。1980年代から先進諸国各国での男性同性愛者間で急増し、現在、日本国内でも90%以上の症例が同性愛者とされている。

[正解　5]

<文　献>
　小熊惠二ほか　編：コンパクト微生物学. 南江堂. 2009. P137～P142、P176、P208

◆過去5年間に出題された関連問題
　[21回-午前-問題44]

[２６回−午後−問題１７] 尿路結石のうち単純エックス線写真で**描出されない**のはどれか。（臨床医学総論）

a. 尿酸結石
b. キサンチン結石
c. リン酸カルシウム結石
d. シュウ酸カルシウム結石
e. リン酸マグネシウム結石

1. a、b　　2. a、e　　3. b、c　　4. c、d　　5. d、e

◆キーワード

尿路結石　結石成分

◆解　説

　尿成分の一部が析出・結晶化し、これらが集合・沈着・増大して尿路内（腎・尿管・膀胱・尿道）で形成された石様の構造物を尿路結石という。腎と尿管結石を上部尿路結石、膀胱と尿道結石を下部尿路結石という。

　特に尿路結石全体の約90％を占めるカルシウムを主成分としたカルシウム結石（シュウ酸カルシウム、リン酸カルシウムの単独または混合結石）が単純X線で診断が可能である。

　尿路結石の積極的除去法として体外式衝撃波結石破砕術（ESWL）と経皮的腎破石術（PNL）、経尿道的尿管破石術（TUL）がある。

a. 尿酸結石はX線陰性結石とよばれる。X線透過性が非常に高くX線写真に写らない。
b. 尿酸結石と同様X線陰性結石である。
e. カルシウム結石と比してやや淡いが描出される。

[正解　1]

<文　献>

　篠原一彦ほか　編：臨床工学講座　臨床医学総論．医歯薬出版．2012．P179〜P180

◆過去5年間に出題された関連問題

　［２４回−午前−問題１８］　　［２５回−午後−問題１７］

【26回-午後-問題18】 胃潰瘍の発症に関与する因子で**ない**のはどれか。（臨床医学総論）

a. ストレス
b. 非ステロイド系抗炎症薬（NSAIDs）
c. H_2遮断薬
d. クラミジア感染
e. ヘリコバクター・ピロリ感染

1. a、b　　2. a、e　　3. b、c　　4. c、d　　5. d、e

◆キーワード

胃潰瘍　ヘリコバクター・ピロリ　非ステロイド系抗炎症薬（NSAIDs）

◆解　説

　胃・十二指腸潰瘍は、胃酸やペプシンなど消化管粘膜に対する攻撃因子と、消化管表面を保護する粘液、微小循環、プロスタグランディンなどの防御因子のバランスが崩れることで発生する。原因として、薬剤（消炎鎮痛薬、ステロイドなど）、ストレス、喫煙、アルコールなどがある。さらに、ヘリコバクター・ピロリの慢性感染も胃潰瘍の原因の一つである。

b. 2大要因の1つとしてNSAIDsの内服がある。
c. ヒスタミンのH_2受容体を阻害する薬剤で、胃・十二指腸潰瘍の治療薬として用いられる。
d. わが国でもっとも多い性感染症の起因菌であり、男性では尿道炎が多くみられる。

［正解　4］

＜文　献＞

　篠原一彦ほか　編：臨床工学講座　臨床医学総論．医歯薬出版．2012．P188

◆過去5年間に出題された関連問題

　［21回-午前-問題37］

[26回-午後-問題19] 播種性血管内凝固の検査所見で正しいのはどれか。(臨床医学総論)

a. CRP 増加
b. アルブミン低下
c. D ダイマー増加
d. 可溶性フィブリンモノマー増加
e. トロンビン・アンチトロンビンⅢ複合体増加

1. a、b、c 2. a、b、e 3. a、d、e 4. b、c、d 5. c、d、e

◆キーワード

DIC FDP D ダイマー TAT

◆解 説

播種性血管内凝固(DIC)とは、さまざまな原因により引き起こされた広範な血管内凝固亢進状態を特徴とする。全身の細小血管内にびまん性に微小血栓が多発する結果、凝固因子消費および二次線溶亢進による出血傾向、微小血栓(硝子様血栓)による腎、脳、肺などに多臓器虚血性障害が生じる病態のこと。

a. CRP(C 反応性蛋白)は、炎症性サイトカインの1つである IL-6 により産生が促進される。炎症が起きてから数時間〜数日で末梢血中に現れるため、急性炎症のマーカーとなる。DIC の検査所見ではない。
b. アルブミンは肝臓で作られ、体蛋白の補給、膠質浸透圧の維持に関わる血漿蛋白である。DIC の検査所見ではない。
c. D ダイマーはフィブリン分解産物(FDP)の1つであり、DIC など血栓症の病態を把握するのに重要な指標となる。線溶系が亢進する DIC においては、FDP が高値を示すため、D ダイマーも同様に高値を示す。
d. 線溶系の亢進に伴い、フィブリンモノマーも増加する。
e. トロンビンとアンチトロンビンの複合体をトロンビン・アンチトロンビン複合体(TAT)という。凝固系の活性化によりトロンビンの生成が亢進すると、凝固阻害因子であるアンチトロンビンも活性化する。そのため、DIC で TAT は高値を示す。

[正解 5]

<文 献>

篠原一彦ほか 編:臨床工学講座 臨床医学総論. 医歯薬出版. 2012. P249

◆過去5年間に出題された関連問題

[23回-午後-問題18]

【26回-午後-問題20】 麻酔中の呼吸回路脱離の発見に有用で**ない**のはどれか。（臨床医学総論）

1. 換気量計
2. 気道内圧計
3. カプノメータ
4. パルスオキシメータ
5. 心電図モニタ

◆キーワード

呼吸回路モニタ　1回換気量　気道内圧

◆解　説

　麻酔中のモニタには、病態生理の変化をチェックし危険兆候の早期発見や、治療や処置に対する反応、麻酔器・人工呼吸器等の適切な作動状況を判断するために以下のモニタの設置が望ましい。

① 血圧測定、心電図、体温、出血
② パルスオキシメトリー、カプノグラフ
③ 呼吸回路モニタ：吸入酸素濃度、1回換気量、気道内圧、換気量
④ 吸入麻酔薬濃度モニタ
⑤ 筋弛緩モニタ（TOF、PTC、DBS）

　選択肢は、すべて麻酔中のモニタに必要なものであるが、呼吸回路の脱離に関しては、回路内圧、換気量を測定する必要がある。よって不適切なモニタは、心電図モニタであると考える。

1. 麻酔中の呼吸回路脱離があると、一般的に換気量は低下する。
2. 麻酔中の呼吸回路脱離があると、一般的に気道内圧は低下する。
3. 麻酔中の呼吸回路脱離があると、一般的にカプノメータで測定する二酸化炭素分圧は低下する。
4. 麻酔中の呼吸回路脱離があると、一般的にパルスオキシメータで測定する酸素分圧は低下する。
5. 麻酔中の呼吸回路脱離があっても、心電図変化はすぐにはみられない。

［正解　5］

＜文　献＞

　丸山一男　編：Super Hospital　麻酔科．中山書店．2001．

◆過去5年間に出題された関連問題

　該当なし

> **[２６回-午後-問題２１]** 脳死判定基準に**含まれない**のはどれか。(臨床医学総論)
> 1. 瞳孔固定
> 2. 平坦脳波
> 3. 自発呼吸の消失
> 4. 深昏睡
> 5. 腱反射の消失

◆キーワード

脳死

◆解　説

　脳死とされうる状態として、器質的脳障害により深昏睡、及び自発呼吸を消失した状態と認められ、かつ器質的脳障害の原疾患が確実に診断されていて、原疾患に対して行いうるすべての適切な治療を行った場合であっても回復の可能性がないと認められる者で、下記の1）～5）の検査を行い、それらの項目のすべてが満たされる場合に脳死とされうる状態と判断される。

1) 深昏睡
2) 瞳孔が固定し、瞳孔径が左右とも4mm以上であること
3) 脳幹反射（対光反射、角膜反射、毛様脊髄反射、眼球頭反射、前庭反射、咽頭反射及び咳反射）の消失
4) 平坦脳波
5) 自発呼吸の消失

ただし、下記の①～④は除外する。

① 生後12週（在胎週数が40週未満であった者にあっては、出産予定日から起算して12週）未満の者
② 急性薬物中毒により深昏睡、及び自発呼吸を消失した状態であると認められる者
③ 直腸温が32℃未満（6歳未満の者にあっては、35℃未満）の状態にある者
④ 代謝性障害、または内分泌性障害により深昏睡、及び自発呼吸を消失した状態にあると認められる者

5. 判定基準に含まれない。

[正解　5]

＜文　献＞

平成22年度厚生労働科学研究費補助金厚生労働科学特別研究事業「臓器提供施設における院内体制整備に関する研究」脳死判定基準のマニュアル化に関する研究班：法的脳死判定マニュアル．2011．
篠原一彦ほか　編：臨床工学講座　臨床医学総論．医歯薬出版．2012．P47～P48

◆過去5年間に出題された関連問題

　[２１回-午前-問題４２]

【26回-午後-問題22】 スタンダードプレコーション（標準予防策）で予防するのはどれか。（臨床医学総論）
1. 誤薬投与
2. 院内感染
3. 患者誤認
4. 転倒・転落
5. 異型輸血

◆キーワード

スタンダードプレコーション　院内感染

◆解説

　スタンダードプレコーション（標準予防策）とは、感染の有無にかかわらず、すべての患者の血液、体液（汗を除く）、分泌物、粘膜、損傷した皮膚には感染の可能性があるとみなし、患者や医療従事者による感染を予防するために行う標準予防策である。

1. 患者及び、投薬内容を間違えた場合に発生し、重大な副作用を起こす可能性がある。標準予防策とは関係がない。
2. 病院内で患者やその家族、医療従事者、医療器具などを通じ、ある感染症が他の患者に感染すること。スタンダードプレコーションにより対策が行われている。
3. 患者を誤って認めてしまうこと。重大な医療事故につながる可能性がある。
4. 転倒とは、転んで倒れることで、転落とは、落差のある高いところから転げ落ちることであり、特に高齢者の患者の事故として発生している。
5. 人の血液型には、A型、B型、O型、AB型があり、原則的に同型輸血を行うが、異型輸血は必ずしも不適合輸血ではなく、行うことがある。

[正解　2]

<文献>
　川村佐和子ほか　編：基礎看護技術．MCメディカ出版．2006．P94

◆過去5年間に出題された関連問題
　［21回-午前-問題4］　［25回-午前-問題23］　［25回-午後-問題22］

[26回-午後-問題23] eGFR（推算糸球体濾過量）の計算に必要なのはどれか。（臨床医学総論）
a. 血清クレアチニン値
b. 尿中クレアチニン値
c. 一日尿量
d. 年齢
e. 性別

1. a、b、c　　2. a、b、e　　3. a、d、e　　4. b、c、d　　5. c、d、e

◆キーワード

GFR（糸球体濾過量）

◆解　説

　糸球体濾過量（GFR）は、すべての糸球体において血漿が濾過される割合をいう。糸球体濾過後、再吸収も分泌もほとんどなしに、尿細管を素通りする物質として、イヌリン、チオ硫酸などがある。個々の患者の正確な腎機能の測定には、イヌリンクリアランスやクレアチニンクリアランスで腎機能を評価することが推奨されている。しかし、測定が煩雑なため、わが国では、血清クレアチニン値（Cr）、年齢、性別から推算式を用いて糸球体濾過量を推定する推算糸球体濾過量（eGFR）が用いられている。この推算式は18歳以上に適応される。

　　eGFR（mL/分/1.73m^2）= 194 × Cr$^{-1.094}$ × 年齢$^{-0.287}$　　　　　　　（男性）
　　eGFR（mL/分/1.73m^2）= 194 × Cr$^{-1.094}$ × 年齢$^{-0.287}$ × 0.739　（女性）

　eGFRは簡易法であり、スクリーニング、多数の対象者を比較するような疫学研究における簡便かつ客観的な評価を主眼として作成された腎機能指標である。75%の症例が実測GFR±30%の範囲に入る程度の正確度である。より正確な腎機能評価を要する場合には、イヌリンクリアランスやクレアチニンクリアランス検査を行うことが望ましい。

［正解　3］

＜文　献＞

　日本腎臓学会　編：CKD診療ガイド2012．東京医学社．2012．P18
　竹澤真吾ほか　編：臨床工学講座　生体機能代行装置学　血液浄化療法装置．医歯薬出版．2011．P27

◆過去5年間に出題された関連問題
　　［23回-午前-問題7］

[26回-午後-問題24] 腎移植後の合併症で誤っているのはどれか。（臨床医学総論）
1. 緑膿菌感染症
2. サイトメガロウイルス感染症
3. ニューモシスチス肺炎
4. 移植片の拒絶反応
5. 移植片対宿主病（GVHD）

◆キーワード

拒絶反応　免疫抑制剤

◆解　説

腎移植後の合併症として、以下の原因によるものが考えられる。
1) 拒絶反応
   ① 超急性拒絶反応
   ② 促進型拒絶反応
   ③ 急性拒絶反応
2) 感染症
   ① サイトメガロウイルス
   ② 帯状疱疹・単純性ヘルペス
   ③ アデノウイルス
   ④ EBウイルス
   ⑤ 真菌
   ⑥ その他　緑膿菌やMRSAなどの一般細菌により尿路や呼吸器に日和見感染として生じる。
3) 免疫抑制剤による副作用

3. ニューモシスチス肺炎は真菌の一種で、細胞免疫が低下状態の時に発症する。
5. 移植片対宿主病（GVHD）とは、輸血や骨髄移植などにより、ドナー（臓器提供者）の臓器が、免疫応答によってレシピエント（臓器提供を受ける患者）の臓器を攻撃することによって起こる症状。ドナー由来の免疫細胞が患者の体内で、患者の細胞を異物として攻撃する。腎移植では、経験的にGVHDは起こらないことが知られているが、これはドナーの腎臓の血液がほぼ洗い流され、腎臓自体に免疫細胞がないためと考えられている。

[正解　5]

<文　献>

透析療法合同専門委員会　企画・編：血液浄化療法ハンドブック　改訂5版．共同医書出版．2008．P351〜P352

◆過去5年間に出題された関連問題

該当なし

[26回-午後-問題25] 適切で**ない**組合せはどれか。（生体計測装置学）

a. ベクトル心電図 ——— ゴールドバーガー誘導法
b. 脳　波 ——— 10/20法
c. 筋電図 ——— 針電極
d. 心磁図 ——— SQUID
e. 眼振図 ——— 圧電素子

1. a、b　　2. a、e　　3. b、c　　4. c、d　　5. d、e

◆キーワード

ベクトル心電図　脳波　筋電図　心磁図　眼振図

◆解　説

　ベクトル心電図は、刺激伝導系の興奮伝播における瞬時値の合成起電力方向をループで示したものである。心電図記録には双極誘導と単極誘導があるが、単極誘導の記録のためには基準点（0点）が必要となる。生体では、電位が0の場所が存在しないので四肢を抵抗で結んで基準点を作ることが行われる。これを結合電極と呼ぶ。心電図では、結合様式のことなる2種類が用いられている（ゴールドバーガー結合電極・ウイルソン結合電極）。**ゴールドバーガー結合電極**を使った単極肢誘導（aV_R, aV_L, aV_Fと表される）は、**ウイルソンの結合電極**を使った誘導（V_R, V_L, V_F）より大きく測定（1.5倍）できるのが特徴である。胸部単極誘導（V_1～V_6）には基準点としてウイルソンの結合電極が用いられる。

a. ベクトル心電図にはフランク誘導が用いられる。
b. 脳波の誘導法は**10/20法**が用いられる。
c. 筋電図記録には一本の運動神経が支配する複数の筋線維（運動単位：Motor Unit）の記録を目的に針電極が使われる。筋全体の活動を記録するためには、皿電極が使われる。
d. 心磁図や脳磁図測定に用いられる**SQUID**（Super conducting Quantum Interface Device）は、超伝導リングにジョセフソン接合を複数配置した磁気センサである
e. 眼振図は、角膜と網膜の間に存在する電位差を測定したものである。眼振図では、電位差が眼球偏位角度に比例することを利用して眼球運動を定量化した。圧電素子は、圧力が加わることによって起電力を生じるトランスデューサである。

[正解　2]

＜文　献＞

石原謙　編：臨床工学講座　生体計測装置学. 医歯薬出版. 2013. P65、P77、P97

◆**過去5年間に出題された関連問題**

［23回-午前-問題28］

[26回-午後-問題26] 生体電気信号増幅器に求められる条件はどれか。（生体計測装置学）
 a. 入力インピーダンスが小さい。
 b. 同相弁別比が小さい。
 c. 入力オフセット電圧が大きい。
 d. 入力換算雑音が小さい。
 e. 温度ドリフトが小さい。

 1. a、b　　2. a、e　　3. b、c　　4. c、d　　5. d、e

◆キーワード

入力インピーダンス　同相弁別比　入力オフセット電圧　入力換算雑音

◆解説

　生体電気信号の大きさは非常に小さく増幅する必要があるが、増幅器の入力側から信号源をみた場合その抵抗は皮膚抵抗や電極抵抗が存在し、広い範囲にわたり環境に左右されやすく不安定であることが問題となる。この場合、増幅器の初段として前置増幅器（バッファ増幅器）が用いられる。この増幅器は、増幅度「1」で入力インピーダンスが非常に高いなどの特徴をもつ。

a. 皮膚抵抗、電極抵抗などに影響されることなく信号源電圧が増幅器に伝わることが望ましい。環境条件によっても変化する信号源電圧に対し、初段増幅の**入力インピーダンス**を大きくすることによって信号源インピーダンスの影響をなくして信号源電圧をそのまま増幅器に伝える。
b. 同相除去比は、対象信号によってことなるが概ね60dB以上必要である。
c. **入力オフセット電圧**は、差動増幅器トランジスタ特性のズレによって両端子の入力がなくても出力される電圧をいう。小さい方が優れている指標である。
d. 入力オフセット電圧は、差動増幅器において増幅率倍され出力される。この出力雑音を増幅率分の1として入力に換算したものを**入力換算雑音**という。入力をショートして外部からの雑音が入らないようにした上で出力を測定している。小さい方が優れている指標である。
e. トランジスタを含む増幅器は温度変化によってその特性が変化するこうした温度ドリフトは少ない方が優れている。

［正解　5］

＜文献＞
　石原謙　編：臨床工学講座　生体計測装置学．医歯薬出版．2013．P54〜P56

◆過去5年間に出題された関連問題
　［21回-午前-問題52］　［22回-午後-問題26］　［23回-午前-問題27］

[26回-午後-問題27] 小電力医用テレメータについて正しいのはどれか。（生体計測装置学）
a. 1チャネル分の占有周波数帯域幅は25 kHzである。
b. C型は8チャネルを占有している。
c. ゾーンは色の違いで区別する。
d. 送信出力電力は電波法で規定されている。
e. 送信周波数は420～450kHzである。

1. a、b　　2. a、e　　3. b、c　　4. c、d　　5. d、e

◆キーワード

小電力医用テレメータ　ゾーン　占有周波数帯域幅

◆解 説

　当初、医用テレメータは電波法の適応を受けていなかったが、現在では小電力医用テレメータとして、免許を有しなくても使用できる特定小電力無線局として専用の周波数が割り当てられることになった。占有周波数によってモニタの種類を区別したり、ゾーン管理表に基づいて施設のフロアごとに使用する周波数を色分けして一目でわかるよう工夫した**ゾーン配置**（同じフロアでは異なった色のモニタは使用しない）、相互変調の組み合わせを最初から同じ領域で使わないようにしたりするなど、混信のさける工夫がなされている。

a. 医用テレメータとして利用可能な周波数はアマチュア無線をはさんで**6つのバンド**に分割されている。実際の使用では1つのモニタがどれだけの周波数を占有するかで**A型（12.5kHz）～E型（500kHz）**に分類される。A型は占有周波数が最も小さく12.5kHzであり1チャンネル（1つの情報：例えば心電図）しか送信されていなかった。近年のデジタル化によって狭い占有周波数でも複数の生体情報を送信可能としているため現在使用されるモニタの多くはA型である。
b. **C型は4チャネル（100kHz）**を占有している。
c. ゾーンは、**10種類**の色で区別する。
d. 医療用テレメータは、免許を要しない特定小電力無線局として位置づけられ省令において周波数、用途、空中線電力が定められている。
e. 搬送波に用いる周波数は、**420～450kHz**である。

[正解　4]

＜文 献＞

石原謙ほか　臨床工学講座　生体計測装置学. 医歯薬出版. 2013. P62～P63

◆過去5年間に出題された関連問題

　[23回-午後-問題27]　[24回-午後-問題26]

[26回-午後-問題28] 誘発脳波計測について正しいのはどれか。(生体計測装置学)
a. 脳死判定の補助診断に利用される。
b. 刺激に同期して加算平均処理を行う。
c. 計測にホール素子を用いる。
d. 刺激を加える周期を潜時という。
e. 電極配置には標準12誘導を用いる。

1. a、b　　2. a、e　　3. b、c　　4. c、d　　5. d、e

◆キーワード

誘発脳波　脳死判定　加算平均処理

◆解　説

聴覚誘発電位 (auditory evoked potential : AEP) は、脳死判定の補助検査として聴覚神経系を興奮させ頭皮上から脳幹部での電位を記録したもので5～7個の電位によって構成される。短潜時体性感覚誘発電位 (short-latency somatosensory evoked potential : SSEP) も脳死判定の補助検査として利用されることがある。

a. 聴性脳幹反応 (auditory brainstem response) はABRとも呼ばれ、脳死判定の補助診断に利用される。
b. ABR信号は、微弱な信号であり多くのノイズも含まれる。ノイズを除去するためABR信号をn回加算することによりABR信号はn倍、ランダムなノイズは$\sqrt{n}$倍になることを利用してノイズ除去を行う平均加算が用いられる
c. ホール素子は磁気センサである。
d. 刺激が加えられて反応が起るまでを**潜時**という。聴性脳幹反応に関わる波 (I～VII) は年齢などによっても異なるが10ms前後の間に出現するのでABRの記録にはこの潜時をみたす記録時間が必要となる
e. ABRでは頭頂部と側頭部の電位差が記録される。

[正解　1]

＜文　献＞

石原謙　編:臨床工学講座　生体計測装置学. 医歯薬出版. 2013. P86

◆**過去5年間に出題された関連問題**

該当なし

[26回-午後-問題29] 血圧計測法はどれか。(生体計測装置学)
a. トノメトリー
b. オージオメトリー
c. スパイロメトリー
d. オシロメトリック法
e. 聴診法

1. a、b、c　　2. a、b、e　　3. a、d、e　　4. b、c、d　　5. c、d、e

◆キーワード

トノメトリ　オシロメトリック

◆解説

血圧測定は、観血式と非観血式に大別されるがその他、連続式と間欠式など測定原理や方法によっても区別されることがある。

a. **トノメトリ法**は、血管に皮膚の上からセンサを押しあて血管内部の圧力を測定する装置である。分類としては非観血式ではあるが連続血圧測定法である。
b. オージオメトリは聴力検査に用いられる。様々な周波数かつ大きさの異なる音を聞かせ、聞こえた時点でスイッチを押す。縦軸に聴力レベル（dB）、横軸に周波数をとったグラフをオージオグラムと呼ぶ。
c. **スパイロメトリ**とは、スパイロメータを利用して肺から空気量と速さを記録することであり記録した図をスパイログラムという。
d. 血圧測定における**オシロメトリック**とは血圧カフ内のオシレーション（振動）を利用して血圧を測定する方法で非観血式間欠血圧測定法である。
e. 聴診法は**コロトコフ音**の聴取によって血圧を測定する方法である。

[正解　3]

<文献>

石原謙　編：臨床工学講座　生体計測装置学．医歯薬出版．2013．P113～P116、P143

◆過去5年間に出題された関連問題

[22回-午前-問題28]

【２６回－午後－問題３０】 経皮的血液ガス分析について**誤っている**のはどれか。（生体計測装置学）
1. 皮膚を 42～44℃に加温する。
2. 皮膚の加湿は血管を拡張するためである。
3. 角層（角質層）を透過してくる酸素と二酸化炭素を計測対象とする。
4. 新生児の計測には不適である。
5. 長時間の装着では熱傷を生じる可能性がある。

◆キーワード

経皮的血液ガス分析

◆解 説

呼吸管理において血液ガス分析は必須となるが、新生児では採血が困難で頻回に行うことも難しい。この場合経皮的血液ガスモニタは、非侵襲的方法として優れており新生児の呼吸管理に使用されることがある。

1. 電極は、皮膚表面を **42～44℃に加温**するヒータと酸素電極、二酸化炭素電極からなる。
2. 加温によって血管拡張を促し毛細血管を動脈血化する。
3. 角層（角質層）を透過してくる酸素と二酸化炭素を計測対象とする。
4. 新生児で用いられるが、成人では角質層の肥厚や新生児と比較して毛細血管の減少することから血液中よりも経皮的な酸素分圧測定値が低くなるとされ成人では使用に適さない。
5. 長時間の使用により低温火傷の恐れがあることから同じ場所による使用はさけるべきである（**最大３～４時間**）。

［正解 ４］

＜文 献＞

石原謙 編：臨床工学講座 生体計測装置学．医歯薬出版．2013．P172

◆**過去５年間に出題された関連問題**

［２２回－午後－問題２９］

[26回−午後−問題31] 超音波画像計測について正しいのはどれか。（生体計測装置学）
1. 生体軟部組織での音速は約 10km/s である。
2. 軟部組織よりも硬組織の方が音速は速い。
3. 動きのある臓器の撮影には不適である。
4. 約 10kHz の音波を使用する。
5. ドプラ撮影では臓器の形状が得られる。

◆キーワード

超音波　音速

◆解　説

　生体組織の音速は、肺（700m/s）や骨（3360m/s）を除けば構成成分の多くが水（**約 1500m/s**）であるため、生体内の音速は水とほぼ近似する。軟組織の音速は、1540m/s を中心に分布し、脂肪組織が最も遅い 1460m/s ほどとされる。

　一方、骨のような固い組織では、軟組織に比べ音速は速い。**空気中では 340m/s** である。

1. 生体軟部組織の音速は、組織によって若干異なるがほぼ水と同じで、約 1500m/s である。
2. 軟部組織よりも硬組織の方が音速は速い。
3. 現在の心臓断層像は、心臓の動きを滑らかに表現するだけのフレームレートをもっている。断層像だけでなくパルスドプラ、カラードプラ処理を併用するとフレームレートが落ちるため心臓断層像においても動きが滑らかに表現できない場合もある。
4. 腹部や心臓を記録するために 3.5MHz の超音波が使用され、体表に近い甲状腺や乳房ではさらに高い 7.5MHz の超音波が用いられる。
5. ドプラ法では、心腔内や血管を流れる血流速度情報を得ることができる。得られた血流情報をもとに圧格差や弁口面積などの2次情報が計算によって求められる。

[正解　2]

＜文　献＞

　石原謙　編：臨床工学講座　生体計測装置学．医歯薬出版．2013．P195

◆過去5年間に出題された関連問題

　　[21回−午前−問題61]　　[22回−午前−問題29]　　[25回−午後−問題30]

【26回-午後-問題32】 エックス線を使用した撮影について**誤っている**のはどれか。（生体計測装置学）
a. 体内から反射してきたエックス線を撮影する。
b. 組織でのエックス線の吸収に関する画像が得られる。
c. 臓器の動きの撮影が可能である。
d. 造影剤は分解能の改善のために使用する。
e. 軟部組織の撮影に適している。

1. a、b、c　　2. a、b、e　　3. a、d、e　　4. b、c、d　　5. c、d、e

◆キーワード

エックス線　吸収　造影剤　軟部組織

◆解説

X線画像は、臓器におけるX線の吸収係数の差によって生じたコントラスト像ともいえる。X線の吸収係数は、**元素の種類と密度で決まる**。X線がよく通り抜けた（吸収が少ない）部分は黒く、骨のようにX線が透過しにくい部分は白く写る。軟部組織はX線の吸収が少ないため、コントラストがつきにくくはっきりとした像を得るのが困難である。乳房の様な軟部組織の撮影では、乳腺組織や脂肪組織をコントラストよく撮影するため軟X線撮影が行われる。**軟X線**は、X線管電圧を落として発生させた（35kV程度）波長が長く、透過能力の低いX線をいう。硬X線は、X線管電圧をあげて作られた波長の短い、高い透過力をもつX線である。胸部高圧撮影の場合は120kV、胸部低圧撮影では80kVのX線が用いられる。

a. 体内に吸収されたX線の分布図ともいえる。
b. 組織でのX線の吸収に関する画像が得られる。
c. X線による心臓などの動きの撮影も可能である。
d. 生体においては組織の正常がよく似ているためX線の吸収係数もよく似ていることがある。このときX線の吸収係数に差をつけ観察臓器のコントラストあげるためにX線が透過しにくいバリウムやヨウ素を含んだ造影剤が使われることがある。
e. X線の吸収が少ない軟部組織では、コントラストがつきにくくはっきりとした像を得るのが困難なことがある。

[正解　3]

<文　献>
石原謙　編：臨床工学講座　生体計測装置学．医歯薬出版．2013．P223

◆**過去5年間に出題された関連問題**
［25回-午前-問題32］

[26回-午後-問題33] ペースメーカについて正しいのはどれか。（医用治療機器学）
a. VDD モードでは刺激部位は心房である。
b. 植込み型ペースメーカにはニッケルカドミウム電池が使用される。
c. VVIR では人体の活動量に反応する機能がある。
d. 心臓再同期療法では右室と左室とを同時に刺激する。
e. DDD ペースメーカは慢性心房細動の徐脈によい適応がある。

1. a、b   2. a、e   3. b、c   4. c、d   5. d、e

◆キーワード

ICHD コード　刺激部位

◆解　説

　ペースメーカ本体には、**ICHD コード**または **NBG コード**が表示されている。表示法はⅠ～Ⅴの5文字からなり通常用いられているのは3文字である。1文字目は刺激対象部位を、2文字目は心電位監視対象部位を、3文字目は心電位を検出した場合の刺激の制御方法を表している。4文字目は外部からプログラミング可能か、レートレスポンスがついているかを表し、5文字目は抗頻拍機能があるか、除細動機能があるかを表す。

a. VDD モードの刺激部位は、心室 V（ventricle）である。心房の記号は A（atrium）である。
b. 植込み型ペースメーカに利用される電池は、**ヨウ素リチウム電池**が採用されており**電池の寿命は7～8年程度**である。
c. 4文字目の R は、レートレスポンスを表しており、患者の活動度に応じて心拍数を上昇させることができることを意味する。
d. 両心室ペースメーカを用いて、心臓同期障害を改善する治療法を心臓再同期療法（CRT）と呼ぶ。
e. DDD モードは、慢性心房細動以外のすべての除脈性不整脈が適応となる。

［正解　4］

＜文　献＞

篠原一彦　編：臨床工学講座　医用治療機器学．医歯薬出版．2013．P5～P22

◆過去5年間に出題された関連問題

　　［21回-午後-問題68］　［22回-午前-問題66］　［23回-午後-問題33］
　　［24回-午後-問題34］　［25回-午後-問題34］

【26回-午後-問題34】 カテーテルアブレーションについて正しいのはどれか。（医用治療機器学）
1. 冠動脈内病変を標的部位として焼灼する治療法である。
2. 装置には3～7kHzの低周波発生装置が必要である。
3. 対極板に接している組織が焼灼される。
4. 心房細動患者の治療に使用される。
5. 発作中の心室細動を止めるのに有用である。

◆キーワード

心房細動　WPW症候群

◆解説

　カテーテルアブレーションは、経静脈的ないし経動脈的に電極カテーテルを心臓血管内に挿入し、カテーテルを通じて体外から高周波電流を不整脈発生源である心筋組織に加え、これを**焼灼・破壊する治療法**である。カテーテル先端のサーミスタにより温度をモニタし、設定温度になるまで高周波の出力を自動的に調節する。カテーテルアブレーションは、**上室頻拍**、**WPW症候群**、**房室結節リエントリ頻拍**、**心房粗動**、**心房細動**など頻脈性不整脈の治療に行われる。

2. カテーテル先端の電極と体表に貼付した対極板との間に300～700kHzの高周波電流が必要である。
3. 対極板は電流を安全に回収するためのデバイスであり、カテーテル先端に接している組織が焼灼される。
5. 心室性の不整脈として心室頻拍が適用となるが、心室細動が対象となることはほとんどない。

［正解　4］

<文献>
　篠原一彦　編：臨床工学講座　医用治療機器学. 医歯薬出版. 2013. P210

◆過去5年間に出題された関連問題
　該当なし

【２６回－午後－問題３５】 体外衝撃波砕石装置の衝撃波の発生源で**誤っている**のはどれか。（医用治療機器学）

a. 放電電極
b. 圧電素子
c. 電磁コイル
d. Ho : YAG レーザー
e. 圧搾空気

1. a、b　　2. a、e　　3. b、c　　4. c、d　　5. d、e

◆キーワード

放電電極　圧電素子　電磁コイル

◆解 説

体外衝撃破石装置とは、体外に設置した衝撃波発生装置からの衝撃波を体内の１点に収束させて結石を破砕する方法で、ESWL とも呼ばれる。ESWL は衝撃波発生方法によって、**電極放電方式**、**電磁振動方式**、**圧電放電方式**に分類される。

a. 電極放電方式は、放電電極から衝撃波を発生し、**楕円反射鏡**を用いて収束する。
b. 圧電放電方式は、チタン酸鉛などの圧電素子を配列して衝撃波を発生し、**球面収束方式**を用いて収束する。
c. 電磁振動方式は、電磁コイルを用いて衝撃波を発生し、**平面コイル＋音響レンズ**または**円筒型コイル＋パラボラ型反射体**を用いて収束する。
d. 内視鏡的破石治療で用いられる。
e. 内視鏡的破石治療で用いられる。

[正解　5]

＜文　献＞

篠原一彦　編：臨床工学講座　医用治療機器学. 医歯薬出版. 2013. P173～P181

◆過去５年間に出題された関連問題

［２１回－午前－問題７１］　［２４回－午前－問題３６］　［２５回－午前－問題３５］

[26回-午後-問題36] レーザー手術装置で正しいのはどれか。(医用治療機器学)
 a. CO_2 レーザーには石英ファイバーが使用される。
 b. 半導体レーザーは疼痛治療に用いられる。
 c. 歯科治療用にEr:YAGレーザーが用いられる。
 d. Nd:YAGレーザーの波長は近赤外領域である。
 e. 組織表面の凝固にはレンズの焦点を絞る。

 1. a、b、c　　2. a、b、e　　3. a、d、e　　4. b、c、d　　5. c、d、e

◆キーワード

CO_2 レーザ　Nd:YAGレーザ　Er:YAGレーザ

◆解　説

　レーザ手術装置は、レーザ光の特徴である、単色性、指向性、可干渉性、高出力・高輝度性などを利用している。生体組織に照射し、凝固・止血などを行うことを目的とした装置である。

a. CO_2 レーザは、**石英ガラスファイバでの吸収が大きいため、伝送路（導光路）として多関節マニピュレータ**が使用される。
b. 低出力（数百mW程度）の半導体レーザは、痛み・疼痛緩和を目的とした治療などに用いられる。
c. CO_2 レーザなどでは、熱が原因と考えられる歯髄への影響や組織炭化が認められるが、**Er:YAGレーザを歯牙組織に照射した場合、炭化を伴わない蒸散が可能である。**
d. Nd:YAGレーザは、波長 $1,064\mu m$ であるので、近赤外領域である。
e. レーザ光はレンズの焦点を絞るほど小さな集光径となり、焦点深度が深くなる。

[正解　4]

<文　献>
　篠原一彦　編：臨床工学講座　医用治療機器学．医歯薬出版．2013．P89〜P126

◆**過去5年間に出題された関連問題**
　　［21回-午前-問題70］　　［22回-午前-問題36］　　［23回-午前-問題37］
　　［23回-午後-問題35］　　［24回-午前-問題37］　　［25回-午前-問題36］
　　［25回-午後-問題36］

[26回-午後-問題37] 超音波凝固切開装置について**誤っている**のはどれか。（医用治療機器学）

a. 摩擦熱を利用する。
b. 切開部の組織温度は300℃程度になる。
c. 動脈よりも静脈の止血に適する。
d. 切開と凝固が同時にできる。
e. 電気メスと比べて凝固に時間がかかる。

1. a、b   2. a、e   3. b、c   4. c、d   5. d、e

◆キーワード

超音波凝固切開装置

◆解 説

　超音波凝固切開装置は、電気エネルギーをハンドピースに内蔵されたアコースティック・トランスデューサによって超音波振動の機械的エネルギーに変換する。先端のアクティブ・ブレードは**55kHz程度**の周波数で、**長軸方向50～100μmの距離で振動する**。電気メスと比較すると組織に対して正確な切開と低温（約100℃前後）での凝固が可能である。振動するブレードが組織の伸展を繰り返し機械的に切開するが、ブレードへ加える術者の力加減により切開の程度がコントロールできる。他方、ブレードの振動が蛋白質を変成させ、粘着性のコアギュラムを生成する。これにより、毛細血管を溶接し、大血管の縫合・溶接を可能にする。なお、凝固温度は80～100℃程度である。

a. ブレード先端の超音波振動による摩擦熱が発生し凝固・切開する。
b. 電気メスは、300℃程度まで組織温度が上昇するが、超音波凝固切開装置は上昇しても100℃程度である。
c. 静脈血管はその壁の薄さから、ときに超音波凝固切開装置では十分なコアギュラムが形成されず、止血が難しいことがある。
d. 切開と凝固が同時にできる。
e. 電気メスと比較すると低いエネルギーで凝固するため、時間がかかる。

[正解 3]

＜文 献＞

篠原一彦　編：臨床工学講座　医用治療機器学．医歯薬出版．2013．P151～P155

◆過去5年間に出題された関連問題

[21回-午前-問題72]　[22回-午前-問題36]　[25回-午前-問題37]

【26回-午後-問題38】 ハイパーサーミアについて正しいのはどれか。（医用治療機器学）
1. 65℃以上の局所加温を目標とする。
2. 放射線療法との併用は禁忌である。
3. 体表面の冷却にボーラスを利用する。
4. RF容量結合型加温法では筋肉は脂肪よりも加温されやすい。
5. マイクロ波加温法は深部腫瘍の加温に有効である。

◆キーワード

電磁波加温　超音波加温　ラジオ波焼灼療法　サーモトロン

◆解説

　温熱療法とは、一般的に生体を加温して治療効果を期待する治療方法の総称を指すが、最近は特に悪性新生物に対する治療法のことを称し、別名ハイパーサーミアと呼ばれる。ハイパーサーミアにおける治療では、腫瘍全体を **42～43℃以上に加温**する必要がある。加温方式には**全身加温**と**局所加温**に分類される。ハイパーサーミアでは、加温された正常細胞では血管の拡張がおこり、血流の増加によって冷却効果が起こるのに対して、腫瘍組織では血管拡張を起こしにくいため、血流は流れやすい正常組織に流れる。すると腫瘍部の血流は低下し、冷却効果が起こらず腫瘍組織の温度が上がりやすい。この効果により選択的に腫瘍組織が破壊される。

2. 放射線療法や抗がん剤治療と併用することで、治療の効果を高めることができる場合がある。
3. 正常な組織を熱から守るために体表面を冷却しながら治療を行う必要がある。電極には、**ボーラス**という水袋があり、水を循環させることで体表面を冷却することができる。
4. **RF容量結合型加温法**では、生体を一対の電極で挟み、RF電流を流して生体組織による電気的損失により発熱される。よって、**電気抵抗の高い脂肪層が電気抵抗の低い筋肉層や臓器よりも加温されやすい**。
5. **マイクロ波加温法**は、**2450MHz**が使用され誘電熱を利用して発熱させる。透過深度が浅いため、**浅在性腫瘍**に適する。

［正解　3］

＜文献＞

篠原一彦　編：臨床工学講座　医用治療機器学．医歯薬出版．2013．P163～P172

◆過去5年間に出題された関連問題

　［22回-午後-問題38］　［23回-午後-問題37］　［24回-午後-問題37］
　［25回-午後-問題38］

【26回-午後-問題39】 次の電撃反応を起こす最小電流の大小関係で正しいのはどれか。(医用機器安全管理学)

A. 心電図を計測中に被検者の患者がビリビリ感じた。
B. 体外式心臓ペースメーカを適用中の患者が心室細動を起こした。
C. His束心電計に触れた医師が感電で行動の自由を失った。

1. A＞B＞C
2. B＞A＞C
3. B＞C＞A
4. C＞A＞B
5. C＞B＞A

◆キーワード

マクロショック　ミクロショック

◆解　説

電撃は大きく2つに分けることができる。1つは、人体の体表面の一部から電流が入り、別の部分から電流が流れ出る際に起こる電撃で、**マクロショック**という。もう1つは、心臓に直接電流が流れることによって起こる電撃で、**ミクロショック**という。ミクロショックは、開胸手術や導電性の電極などを体内に挿入する医行為の際に起こりうる。

電流値と生体反応（成人男性に商用交流を1秒間通電した場合）

電撃の種類	生体反応	電流値
マクロショック	大電流により熱傷が生じる	数A
	心室細動を誘発する（心室細動電流）	100mA
	痛みを感じたり呼吸筋や心筋に影響が出る	数十mA
	不随意運動が起きて自力で逃げられなくなる（離脱限界電流）	10mA
	電撃を強く感じるようになる	数mA
	ビリビリと感じはじめる（最小感知電流）	1mA
ミクロショック	**心室細動を誘発する**	0.1mA

A. 被検者の患者がビリビリ感じたということは、最小感知電流で1mAである。
B. 体外式心臓ペースメーカを適用中の患者が心室細動を起こしたということは、ミクロショック時の心室細動誘発電流で0.1mAである。
C. 触れた医師が感電で行動の自由を失ったということは、離脱限界電流で10mAである。

よって、C. 10mA＞A. 1mA＞B. 0.1mA　となる。

[正解　4]

＜文　献＞

篠原一彦ほか　編：臨床工学講座　医用機器安全管理学. 医歯薬出版. 2013. P31～P32

◆過去5年間に出題された関連問題

［23回-午後-問題38］　　［24回-午前-問題39］　　［25回-午後-問題39］

[26回-午後-問題40] 図の記号が表示されるのはどれか。(医用機器安全管理学)
a. 電気メスの出力端子
b. 除細動保護回路を持つモニタの入力端子
c. ペースメーカの出力端子
d. 静電気放電で破壊される可能性のある入力端子
e. 除細動器の出力端子

1. a、b   2. a、e   3. b、c   4. c、d   5. d、e

◆キーワード

危険電圧　図記号

◆解　説

　JIS T 0601-1により、機器のクラス別分類や装着部の種類など、その機器を見たときにすぐに見分けがつくように図記号が規定されている。問題の図記号は「**危険電圧**」を表示したものであり、**直流 1500V 以上、交流 1000V 以上**を出力する機器がその対象となる。

a. 電気メスの出力端子は危険電圧である。
b. 除細動保護回路を持つモニタの入力端子は危険電圧ではない。
c. ペースメーカの出力端子は危険電圧ではない。
d. 静電気放電で破壊される可能性のある入力端子は危険電圧ではない。
e. 除細動器の出力端子は危険電圧である。

［正解　2］

＜文　献＞
篠原一彦ほか　編：臨床工学講座　医用機器安全管理学．医歯薬出版．2012．P50〜P51

◆**過去5年間に出題された関連問題**
該当なし

[26回-午後-問題41] 着脱式ではない電源コードをもつ医用電気機器で、電源プラグの接地ピンから金属外装までの抵抗値の規定値はどれか。(医用機器安全管理学)

1. 0.1Ω以下
2. 0.2Ω以下
3. 0.5Ω以下
4. 1Ω以下
5. 2Ω以下

◆キーワード

保護接地線抵抗

◆解 説

　医用電気機器の漏れ電流を安全・確実に大地に逃がすために、保護接地線の抵抗値については JIS T 0601-1 により抵抗値が定められている。(電源プラグの保護接地刀と医用機器本体の保護接地されたあらゆる接触可能な金属部分の間の抵抗値)

　　電源コードが着脱式の場合：0.1Ω を超えてはならない。

　　電源コードが着脱式でない場合：0.2Ω を超えてはならない。

　電源コードが着脱式の場合、機器本体と電源コードを接続したときの接触抵抗を考慮しているため、抵抗値は低く設定されている。

[正解　2]

<文　献>

　篠原一彦ほか　編：臨床工学講座　医用機器安全管理学. 医歯薬出版. 2013. P39～P41

◆過去5年間に出題された関連問題

　［24回-午後-問題40］

【26回-午後-問題42】 医療機器の故障率のバスタブカーブでAはどれか。(医用機器安全管理学)

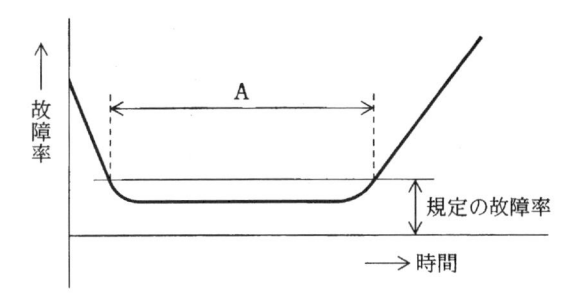

1. 初期故障期間
2. 偶発故障期間
3. 平均無故障期間
4. 平均修復期間
5. 耐用寿命

◆キーワード

バスタブカーブ

◆解　説

　システムや製品の故障率を運用開始時からの時間経過とともにみると、下図のような曲線を描く。この曲線は形が浴槽に似ているので**バスタブカーブ**といい、初期故障期間、偶発故障期間、摩耗故障期間に区分される。

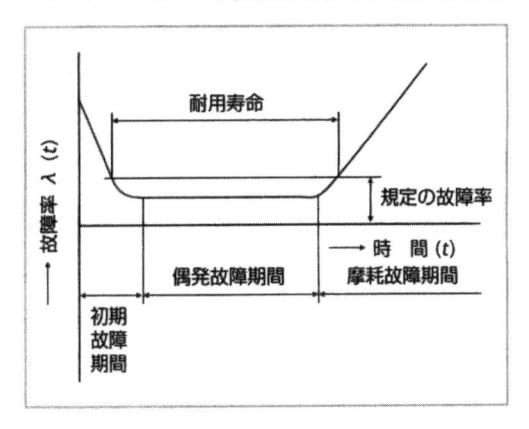

　上図より問題のAに該当する箇所は、耐用寿命となる。

[正解　5]

<文　献>

篠原一彦ほか　編：臨床工学講座　医用機器安全管理学．医歯薬出版．2013．P121〜P123

◆過去5年間に出題された関連問題

　該当なし

[26回-午後-問題43] 亜酸化窒素の性質で正しい組合せはどれか。(医用機器安全管理学)

	臭 気	支燃性	ボンベ充填時の状態
1.	なし	あり	気 体
2.	なし	なし	液 体
3.	なし	なし	気 体
4.	あり	あり	液 体
5.	あり	なし	気 体

◆キーワード

医療ガス　亜酸化窒素

◆解　説

　亜酸化窒素は、無臭あるいはごくわずかな甘い臭いと味のする無色の気体で無刺激性である。**支燃性はある**が引火性はない。ボンベ内には**液体の状態で充填**されており、ガス残量はボンベの重量から把握することが可能である。鎮痛効果に優れ、調節性があることから吸入麻酔に広く使われている。

医療ガスの種類と性質

性質＼ガスの種類	酸素 (O_2)	亜酸化窒素 (N_2O)	空気	窒素 (N_2)	二酸化炭素 (CO_2)	ヘリウム (He)	酸化エチレン (C_2H_4O)
分子量	32	44	29	28	44	4	44.05
比重(対空気)	1.105	1.53	1	0.967	1.529	0.138	1.5
沸点(℃)	-183	-89.5	-191.4	-195.8	-78.2	-268.9	10.7
臨界温度(℃)	-118.8	36.5	-140.7	-147.2	31.0	-267.9	
臨界圧力(atm)	49.7	71.7	37.2	33.52	72.8	2.26	
臭気	無臭	甘臭	無臭	無臭	無臭	無臭	快臭(エーテル臭)
燃焼爆発性	支燃性	支燃性	支燃性	なし	なし	なし	あり, 毒性
ボンベ充填時の状態	気体	液体	気体	気体	液体	気体	液体

　上記解説より、臭気：あり（甘臭）、支燃性：あり、ボンベ充填時の状態：液体、である。

［正解　4］

＜文　献＞

篠原一彦ほか　編：臨床工学講座　医用機器安全管理学. 医歯薬出版. 2013. P80～P82

◆過去5年間に出題された関連問題

　　［22回-午前-問題43］　　［23回-午前-問題44］

[26回-午後-問題44] フールプルーフはどれか。(医用機器安全管理学)
1. IABP装置のガスリークアラーム機構
2. 心電図モニタの不整脈アラーム機構
3. 電気メスの対極板接触不良検知機構
4. 輸液ポンプの気泡検知機構
5. 観血式血圧計のゼロ調整ボタンの長押し機構

◆キーワード

システム安全　フェイルセーフ　フールプルーフ

◆解　説

　システム安全には、機器と操作する人間双方についての対策が必要であり、人間工学的な安全対策として、異常を引き起こさない構造・構成に設計・製造する。また、人的なミスが発生した場合に機械側でカバーする。これらの手法として、フェイルセーフ、フールプルーフがある。

　「失敗時も安全」を意味するフェイルセーフとは、事故や故障あるいはその前兆を検知しシステムを自動的に安全側へ向わせることで影響を最小化する安全機構である。代表的なものに電気メスの対極板コード断線時の出力遮断機構などがある。

　「無知でも保障」を意味するフールプルーフとは、危険な操作をシステムの側で阻止する安全機構である。代表的なものに医療ガス配管のピン方式、シュレーダ方式などがある。

5. ボタンの長押し機構はフールプルーフである。

[正解　5]

<文　献>

　篠原一彦ほか　編：臨床工学講座　医用機器安全管理学．医歯薬出版．2013．P125〜P126

◆過去5年間に出題された関連問題

　[21回-午前-問題88]　　[24回-午後-問題43]

[26回-午後-問題45] 植込み型心臓ペースメーカの動作に影響する可能性があるのはどれか。(医用機器安全管理学)
 a. 無線LAN
 b. 医用テレメータ
 c. 電気メス
 d. エックス線CT
 e. MRI

  1. a、b、c   2. a、b、e   3. a、d、e   4. b、c、d   5. c、d、e

◆キーワード

電磁障害

◆解 説

今や、電波は生活に欠かすことのできない存在ではあるが、同時に電波による影響も考えなければならない。医療機関には医療機器の他に、電気毛布や放送波などの非医療機器も医療機器と一緒に使用されており、これらの機器間で相互に電磁障害が発生しうる状況にある。

心臓ペースメーカへの影響
① 電気メスによる雑音障害：最近の植込み型心臓ペースメーカのほとんどがデマンド型ペースメーカであるため、電気メス雑音をR波と誤認することにより動作停止や誤作動のおそれがある。
② その他影響を与える機器：植込み型ペースメーカは心臓を刺激する機能のみならず、自己心拍を検出する機能をもっているため、何らかの電磁波が混入してくると、これを自己心拍と誤認する可能性がある。

心臓ペースメーカに影響を与える機器・使用可能な機器

	危険を及ぼす可能性のある機器など
医療環境	**MRI、X線CT、電気メス**、高周波/低周波治療器、結石破砕装置、など
一般環境	携帯電話、小型無線機、IH調理器、電子商品監視機器（EAS）、RFID、など
	使用可能な機器など
医療環境	超音波診断機器、心電計、レーザメス、除細動器、など
一般環境	テレビ、ラジオ、ビデオ、コンピュータ、**無線LAN**、ファックス、など

[正解 5]

<文 献>

篠原一彦ほか 編：臨床工学講座 医用機器安全管理学．医歯薬出版．2013．P107～P118

◆過去5年間に出題された関連問題
 [22回-午前-問題45]

[26回-午後-問題46] 医療法で規定する医療機器の安全使用のための責任者（医療機器安全管理責任者）を兼務できないのはどれか。（医用機器安全管理学）
1. 医　師
2. 臨床工学技士
3. 看護師
4. 診療放射線技師
5. 理学療法士

◆キーワード

医療機器安全管理責任者

◆解　説
　平成19年4月、厚生労働省から改正医療法「医療安全関連通知」が出され、医療機器を安全に使用するための指針として医療機関に対する義務付けが具体的に示された。その中で医療機器に関する内容は、
① 医療機器の安全使用を確保するための責任者「**医療機器安全管理責任者**」の配置
② 従事者に対する医療機器の安全使用のための研修の実施
③ 医療機器の保守点検に関する計画の策定および保守点検の適切な実施
④ 医療機器の安全使用のために必要となる情報の収集、その他医療機器の安全確保を目的とした改善のための方策の実施

である。
　上記の医療機器安全管理責任者に関しては、その責任者は医療機器に関する十分な知識を有する常勤職員としており、**医師、歯科医師、薬剤師、助産師（助産所の場合に限る）、看護師、歯科衛生士（主として歯科医業を行う診療所に限る）、診療放射線技師、臨床検査技師または臨床工学技士**のいずれかの資格を有しているものとされている。なお、医療機器の適切な保守を含めた包括的な管理に関わる実務を行うことができる者である必要があり、また、病院では管理者との兼務は不可としているが、医薬品安全管理責任者との兼務は可としている。

［正解　5］

＜文　献＞
篠原一彦ほか　編：臨床工学講座　医用機器安全管理学．医歯薬出版．2013．P141～P144、P190～P191

◆過去5年間に出題された関連問題
　［24回-午前-問題45］

[26回−午後−問題47] 10μF のコンデンサに 0.01C の電荷を充電したときに蓄えられるエネルギー[J]はどれか。(医用電気電子工学)
1. 0.005
2. 0.01
3. 5
4. 10
5. 50

◆キーワード

コンデンサ　静電エネルギー

◆解説

コンデンサに電荷をためるためにはエネルギーが必要である。これは電位の高い場所に電荷を移動させることになるからである。ただし、コンデンサの端子間の電位差は帯電量に比例するため、全ての電荷が同じ電位の高さ V に昇るわけではないことには注意をしなければならない。

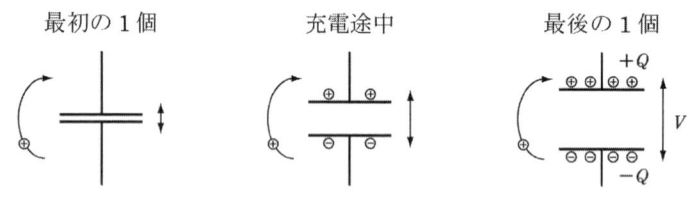

最初の1個　　　充電途中　　　最後の1個

帯電していないため　帯電したため電位差が　V だけ昇る電荷は
電位差は 0V → 楽　　大きくなる → 大変　　最後の電荷だけ

正しくは、このエネルギーの算出には積分計算が必要になるが、最初の電荷が昇る高さは 0V、最後の電荷が昇る高さは V、平均して $\frac{V}{2}$ だけ昇ることになるので、帯電に必要な全エネルギー U[J] は $\frac{1}{2}QV$ となる。

Q や V は $Q = CV$ を用いて書き換えることができ、$U = \frac{1}{2}\frac{Q^2}{C}$ となるが、通常は帯電量より電圧の方が測定しやすいので $U = \frac{1}{2}CV^2$ とする。ここで V は

$$V = \frac{Q}{C} = \frac{0.01\ \text{C}}{10\ \mu\text{F}} = 0.001\ \text{MV} = 1\ \text{kV}$$

となり、

$$U = \frac{1}{2}CV^2 = \frac{1}{2} \times 10\ \mu\text{F} \times (1\ \text{kV})^2 = 5\ \text{J}$$

[正解　3]

<文献>

戸畑裕志ほか　編：臨床工学講座　医用電気工学2．医歯薬出版．2008．P97〜P99

◆過去5年間に出題された関連問題

［25回−午前−問題47］

[26回-午後-問題48] 電磁波でないのはどれか。(医用電気電子工学)
1. 電子線
2. 赤外線
3. 紫外線
4. エックス線
5. ガンマ線

◆キーワード
電磁波

◆解 説
　電磁波とは電界と磁界が互いに直交しながら振動する波で、その中での区分は波長または振動数(伝搬速度が光速で一定なので波長が一致すれば振動数も一致する)による人為的なものでしかない。このため、特定物質への吸収特性や可視性など我々が利用する上では名称をつけて区分するだけの違いがあるものの、可視光との境以外については分野や書籍毎で多少異なる基準で区分されている。

　さらに、放射線に関しては、その正体による的確な分類ではなく、単なる発見時期や発生源の種別による同類視の結果、まったく性質の違うモノがα線(He原子核)、β線(電子)、γ線(電磁波)として併記されるので混乱が生じやすい。

1. 加速された電子の流れであり電磁波ではない。
2. 可視光より長い波長(概ね800 nm～10^{-3} m程度)をもつ電磁波である。
3. 可視光より短い波長(概ね10^{-8} m程度～400 nm)をもつ電磁波である。
4. 紫外線よりさらに短い波長(概ね10^{-12} m程度～10^{-8} m程度)をもつ電磁波である。
5. 非常に短い波長をもつ電磁波。ただし波長では紫外線との区別は明確ではなく、原子核反応によって発生した電磁波をγ線と呼ぶ。

[正解　1]

<文　献>
　戸畑裕志ほか　編：臨床工学講座　医用電気工学2．医歯薬出版．2008．P183

◆過去5年間に出題された関連問題
　　[21回-午後-問題80]　　[25回-午前-問題87]　　[25回-午後-問題48]

【２６回－午後－問題４９】 起電力1.5V、内部抵抗0.5Ωの直流電圧源に図のように負荷を接続するとき、負荷電流 I の増加に対する端子電圧 V の変化はどれか。（医用電気電子工学）

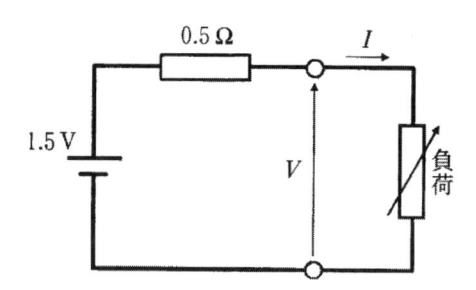

1. 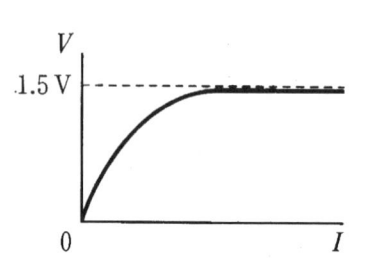
2. 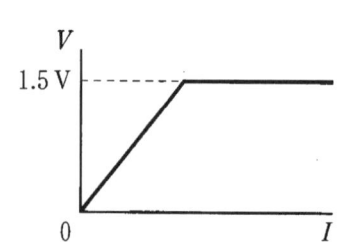
3. 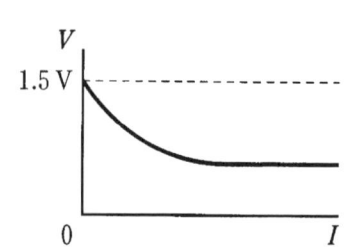
4. 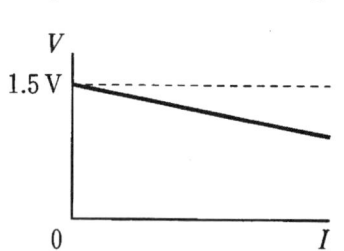
5.

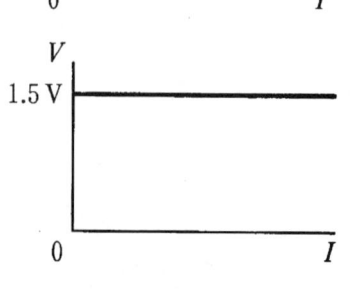

◆キーワード

オームの法則　内部抵抗　電圧降下

◆解　説

　図で $E=1.5\,\text{V}$ と $r=0.5\,\Omega$ をまとめて「内部抵抗のある電池」と考えると、電流 I が流れることにより内部抵抗での電圧降下 $V_r=rI$ が発生し、端子電圧 V は起電力 E より V_r だけ下がるグラフとなる。

$$V=E-V_r=E-rI=1.5\,\text{V}-(0.5\,\Omega)\cdot I$$

（なお、負荷抵抗の抵抗値 R に対して $V=RI$ という式は成り立つが、R が一定値ではないので V と I は比例関係にはない。）

[正解　4]

<文　献>

　戸畑裕志ほか　編：臨床工学講座　医用電気工学1．医歯薬出版．2009．P56〜P62

◆過去5年間に出題された関連問題

　［24回－午前－問題49］　　［25回－午前－問題52］

[26回-午後-問題50] 図の回路でRを調整して検流計Gの振れがゼロになったとき、ab間の電圧[V]はどれか。（医用電気電子工学）

1. 1
2. 2
3. 3
4. 6
5. 9

◆キーワード
ブリッジ回路

◆解　説
　本来は可変抵抗（図中の既知抵抗3つの内のどれか）を操作して平衡状態を作り、**電圧や電流値を測定する**ことなしに未知抵抗Rの抵抗値を測定するために用いられる。

　本問においては検流計Gに電流が流れていないことから、Gの左側（6kΩと2kΩの直列部）は右側（Rと100Ωの直列部）と独立に考えることができ、6kΩ抵抗と2kΩ抵抗での分圧は、その抵抗比3：1に依存し、12Vの起電力は9Vと3Vで分圧される。よってGの左側の電位（2kΩに加わる電圧に等しい）は3Vと判断できる。これはGの右側（a点）の電位でもある（左右の電位が等しいからGに電流が流れない）ので、ab間の電位差も3Vとなる。

　今回はブリッジの平衡条件：6kΩ×100Ω ＝ 2kΩ×R　（6kΩ：2kΩ＝R：100Ωの条件が成立）から、R＝300Ωを算出する必要はないが、関連して平衡条件も憶えておきたい。

[正解　3]

<文　献>
　戸畑裕志ほか　編：臨床工学講座　医用電気工学1．医歯薬出版．2009．P47〜P48

◆過去5年間に出題された関連問題
　［23回-午前-問題48］

[26回-午後-問題51] RLC 直列回路において共振時の電気インピーダンスの大きさはどれか。ただし、ω は角周波数とする。(医用電気電子工学)

1. R
2. $\frac{1}{\omega C}$
3. $\omega L + \frac{1}{\omega C}$
4. $\sqrt{R^2 + (\omega L)^2}$
5. $\sqrt{\frac{L}{C}}$

◆キーワード

RLC回路　共振

◆解　説

　交流の RLC 回路では、いかなる周波数でもコンデンサとコイルが何らかの意味での打ち消し合いをしている。特定の周波数でコイルとコンデンサのリアクタンスの大きさが同じになると、完全に打ち消し合うことになる。その状態が共振である。

　直列共振の場合にはコイルとコンデンサに流れる電流は共通であるため、電流に対して位相がそれぞれ π/2[rad]、-π/2[rad]ずれることになる電圧の打ち消し合いが起こる(なお、並列の場合は電圧が共通なので、電流の打ち消しあいが起こる)。つまり、共振状態では LC 部分を合わせた電圧は0 Vで、まとめてみる限りここは導線のように電流を流すことになる。このため、回路は抵抗 R しかないのと同じ状態になる。

　ちなみに、コイルのリアクタンスは $X_L = \omega L$ 、コンデンサのリアクタンスは $X_C = \frac{1}{\omega C}$ なので、これらが一致する角周波数を求めれば $\omega_0 = \frac{1}{\sqrt{LC}}$ と求まる。

　これが共振角周波数であり、周波数で言えば共振周波数は $f_0 = \frac{1}{2\pi\sqrt{LC}}$ である。

　別の言い方をすれば、全体のインピーダンス、

$$Z = \sqrt{R^2 + (X_L - X_C)^2}$$

の括弧内が引き算されて0 Ωになった状態が共振なので、明らかに $Z = R$ である。

[正解　1]

＜文　献＞
　戸畑裕志ほか　編：臨床工学講座　医用電気工学1．医歯薬出版．2009．P108～P111

◆過去5年間に出題された関連問題
　［21回-午後-問題9］　　［22回-午前-問題50］　　［25回-午後-問題51］

【26回-午後-問題52】 直流直巻電動機の負荷電流が増加すると、逆に減少するのはどれか。(医用電気電子工学)

1. 出 力
2. 磁束数
3. トルク
4. 回転数
5. 励磁電流

◆キーワード

直流電動機　界磁巻線と電機子巻線　トルク特性　速度特性

◆解　説

　直流電動機は固定子の界磁巻線が磁界を作り、回転子の電機子巻線に電流が流れると、フレミングの左手の法則により電機子巻線に電磁力が発生し回転するものである。界磁巻線と電機子巻線の接続方法により以下のように4種類に分類されている。

① 直巻：直列に接続されている。
② 分巻：並列に接続されている。
③ 複巻：直並列両方に接続されている。
④ 他励：界磁巻線が別電源に接続されている、または界磁巻線を用いず永久磁石を用いる。

直流電動機の基本特性

（1）　トルク T は、その電機子電流 I_a と界磁磁束 ϕ との相乗積に比例する。　K_1：定数
$$T = K_1 I_a \phi$$

（2）　回転速度［rpm］は電機子誘導電圧 E_a に比例し、界磁磁束 ϕ に反比例する。
　一般的には、内部電圧降下（$I_a r + e_b$）は端子電圧 V に比べて少ないので、回転速度 n はほぼ端子電圧 V に比例する。(r：電機子回路抵抗　e_b：ブラシ電圧降下　K_2：定数)

$$n = \frac{K_2 \cdot E_a}{\phi} = \frac{K_2 \{V - (I_a r + e_b)\}}{\phi} \fallingdotseq \frac{K_2 \cdot V}{\phi}$$

（3）　出力 P[W]は電機子誘導電圧 E_a と電機子電流 I_a に比例する。回転速度 n とトルク T に比例する。

$$P = E_a \cdot I_a = 2\pi \frac{n}{60} T$$

1. $E_a = V - (I_a r + e_b)$ であるが、一般に $V \gg (I_a r + e_b)$ となるので、出力 P は I_a と比例する。
2. 電機子巻線と界磁巻線が直列に接続されており、負荷電流が増加すると界磁電流も増加し磁束も増加する。
4. 負荷電流が増加すると界磁電流が増加し磁束 ϕ が増加。磁束が増加すると回転数 n は減少する。
5. 電機子巻線と界磁巻線が直列に接続されている。

［正解　4］

<文　献>

坪島茂彦・中村修照　共著：モータ技術百科. オーム社. 2008. P72

◆過去5年間に出題された関連問題

該当なし

[26回-午後-問題53] 図のツェナーダイオード（ツェナー電圧3V）を用いた回路で抵抗 R に流れる電流 I[mA]はどれか。(医用電気電子工学)

1. 0
2. 100
3. 150
4. 250
5. 400

◆キーワード

ツェナーダイオード　降伏現象

◆解説

　ツェナーダイオードは定電圧ダイオードとも呼ばれる。pn接合に対する逆方向バイアス時の電圧・電流特性において、一定電圧（降伏電圧）に達したときに、その一定電圧を保ちながら逆方向電流を流す特性（降伏現象）を利用する素子である。ツェナーダイオードは、降伏現象がある一定電圧で生ずるように製造されたものといえる（問題におけるツェナー電圧3Vがそれにあたる）。素子の用途としては、電源回路（AC-DC変換回路）内の定電圧安定化回路などで一定電圧の保持を目的として利用される。

　問題において、ツェナーダイオードは3V一定の逆方向電圧（V_Z =3V）を自身の端子電圧として保持することで短絡した状態となり、電流 I をそのまま流す存在となる。また、そのため、抵抗 R での端子電圧 V_R は2Vとなる。

$$V = V_R + V_Z \quad \rightarrow 5V = 2V + 3V$$

抵抗 R における電圧降下の関係から電流 I が導かれる（オームの法則）。

$$I = \frac{V_R}{R} = \frac{2}{20} = 0.1A = 100mA$$

[正解　2]

＜文　献＞

　中島章夫　編：臨床工学講座　医用電子工学. 医歯薬出版. 2011. P19～P20

◆過去5年間に出題された関連問題

　[24回-午後-問題51]

[26回-午後-問題54] 図1の回路において図2に示す電圧 v_1 と v_2 を入力した場合、出力電圧 v_o の波形で正しいのはどれか。

ただし、Aは理想演算増幅器とする。(医用電気電子工学)

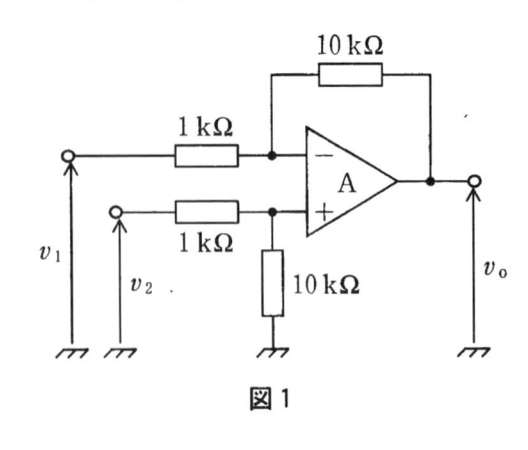

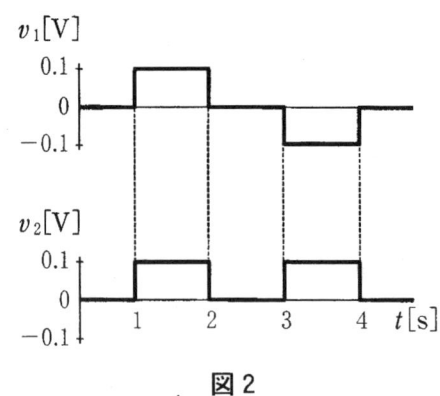

図1

図2

1.

2.

3.

4.

5.

◆キーワード

演算増幅器（オペアンプ）　差動増幅回路

◆解 説

　理想演算増幅器を用いて構成した差動増幅回路である。入力信号電圧 v_1 と v_2 の信号差を、回路を構成する抵抗比にて増幅し、電圧 v_o を出力する。その関係式は以下の通りとなる。

$$v_o = \frac{10k}{1k}(v_2 - v_1) = 10 \times (v_2 - v_1)$$

問題の入力信号電圧 v_1 と v_2 が時間により変化するため、その時間帯を下記①～⑤に分けて考えると、

① t[s]= 0 ～1s 時間帯は v_1=0 , v_2=0 より　$v_o = 10 \times (0 - 0) = 0$

② t[s]= 1 ～2s 時間帯は v_1=0.1 , v_2=0.1 より　$v_o = 10 \times (0.1 - 0.1) = 0$

③ t[s]= 2 ～3s 時間帯は v_1=0 , v_2=0 より　$v_o = 10 \times (0 - 0) = 0$

④ t[s]= 3 ～4s 時間帯は v_1=−0.1 , v_2=0.1 より　$v_o = 10 \times (0.1 - (-0.1)) = 10 \times 0.2 = 2$

⑤ t[s]= 4s～ 時間帯は v_1=0 , v_2=0 より　$v_o = 10 \times (0 - 0) = 0$

①～⑤時間帯の出力を波形として描くと正解は3となる。

[正解　3]

<文　献>
　中島章夫　編：臨床工学講座　医用電子工学．医歯薬出版．2011．P119～P120

◆過去5年間に出題された関連問題
　[22回−午前−問題54]

[２６回－午後－問題５５] 差動増幅器の２つの入力端子間に振幅 100mV の同相信号と振幅 5mV の逆相信号を同時に入力した。このとき出力では同相信号が 5mV に減衰し、逆相信号は 1V に増幅された。この差動増幅器の CMRR[dB]はどれか。

ただし、$\log_{10}2$ を 0.3 とする。（医用電気電子工学）

1. 20
2. 46
3. 52
4. 66
5. 72

◆キーワード

差動増幅器　CMRR（同相除去比）

◆解　説

CMRR（同相除去比）は入力信号差を増幅する差動増幅器の重要な性能指標であり、差動増幅度 A_D と同相増幅度 A_C の比率によって評価できる。

$$CMRR[dB] = 20\log_{10}\left|\frac{A_D}{A_C}\right|$$

問題における差動増幅度 A_D と同相増幅度 A_C を算出すると、

$$A_D = \frac{逆相出力1V}{逆相入力5mV} = \frac{1}{5\times10^{-3}} = 200$$

$$A_C = \frac{同相出力5mV}{同相入力100mV} = \frac{5\times10^{-3}}{100\times10^{-3}} = \frac{5}{100} = \frac{1}{20}$$

よって、CMRR は

$$20\log_{10}\left|\frac{200}{\frac{1}{20}}\right| = 20\log_{10}(4000) = 20\log_{10}(2^2\times10^3) = 20\log_{10}(2^2) + 20\log_{10}(10^3)$$

$$2\times 20\log_{10}(2) + 3\times 20\log_{10}(10) = 40\times 0.3 + 60\times 1 = 12 + 60 = 72$$

［正解　５］

＜文　献＞

中島章夫　編：臨床工学講座　医用電子工学．医歯薬出版．2011．P121

◆過去５年間に出題された関連問題

［２１回－午前－問題５３］　［２４回－午前－問題５４］　［２４回－午後－問題５４］
［２５回－午後－問題５６］

[２６回-午後-問題５６] 振幅変調において100kHzの搬送波を信号 $v(t) = 5\sin(4000\pi t)$ で変調するとき、被変調波の上・下側波の周波数[kHz]はどれか。

ただし、時間 t の単位は秒とし、過変調は生じないものとする。（医用電気電子工学）

1. 101と99
2. 102と98
3. 104と96
4. 110と89
5. 120と80

◆キーワード

振幅変調（AM）　側波帯　上側波　下側波

◆解　説

振幅変調（AM：Amplitude Modulation）は、搬送波（周波数 f_c）振幅に目的信号（周波数 f_s）を乗せる正弦波変調方式の一種である。被AM変調波の周波数スペクトルは、搬送波周波数 f_c と、f_c を中心としてその前後に信号周波数 f_s 成分だけ正負方向シフトした周波数帯（$f_c \pm f_s$）となる。その周波数帯を**側波帯**といい、周波数が高い成分波を**上側波**、低いほうを**下側波**と呼ぶ。被変調波はそれらの合成波として伝搬されることとなる。

問題において、信号周波数 f_s は、信号瞬時値の式より f_s ＝2000Hz＝2kHz（角周波数 $\omega = 2\pi f_s = 4000\pi$）であり、また、搬送波周波数 f_c は100kHzのため、上側波および下側波周波数は以下のとおりとなる。

上側波周波数＝ f_c+f_s ＝100kHz＋2kHz ＝ 102kHz

下側波周波数＝ f_c-f_s ＝100kHz－2kHz ＝ 98kHz

下記に、この振幅変調における被変調波の周波数スペクトルを示す。

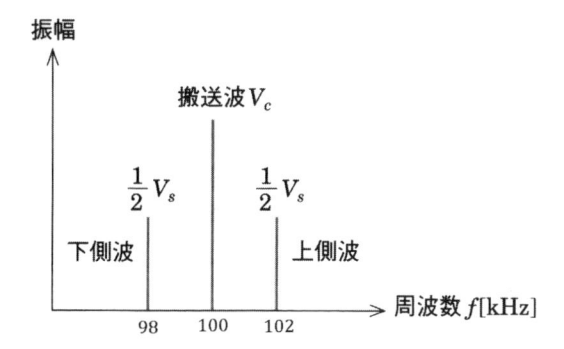

[正解　２]

<文　献>

中島章夫 編：臨床工学講座　医用電子工学. 医歯薬出版. 2011. P223〜P228

◆過去５年間に出題された関連問題

[２１回-午後-問題１９]　[２２回-午前-問題５６]　[２３回-午後-問題５４]

[２４回-午後-問題５５]　[２５回-午前-問題５５]

[26回-午後-問題57] 10Hz～1kHz の帯域からなるアナログ信号をサンプリングするとき、サンプリング定理によって定まるサンプリング間隔[ms]の上限はどれか。（医用電気電子工学）
1. 0.05
2. 0.1
3. 0.5
4. 1
5. 5

◆キーワード
サンプリング定理（標本化定理）　サンプリング周波数　サンプリング間隔

◆解　説
　サンプリング定理とは、連続的なアナログ信号を離散的なデジタル信号に変換する AD 変換、およびその逆変換である DA 変換において、元のアナログ信号の再現性を損なわぬようにサンプリング（標本化）を行うための定量的条件を定めたものである。
　取り込みたいアナログ信号のもつ最高周波数成分を f_{max} [Hz]とするとき、その再現性を損なわないように標本化を行うためのサンプリング周波数 f_s [Hz]は、少なくとも f_{max} の 2 倍以上が必要となる。

$$f_s \geqq 2 \times f_{max}$$

　ここで、サンプリング周波数 f_s [Hz]は 1 秒あたりに取得するサンプルデータ個数として捉えることができ、また、その逆数であるサンプリング間隔 T_s [秒]は、データ間の時間（データ取得タイミング）に相当する。
　問題にあてはめると、
　f_{max} ＝1kHz のアナログ信号の再現性を保つには、f_s は最低でも 2×1kHz ＝2kHz が必要となる。言い換えれば、1 秒間に 2000 個以上のサンプルデータを取得する必要がある。そのための、サンプリング間隔 T_s（データ取得時間タイミング）上限は、以下の通りとなる。

$$T_s = \frac{1}{f_s} = \frac{1}{2000} = 0.5 \times 10^{-3} = 0.5 ms$$

[正解　3]

＜文　献＞
　中島章夫　編：臨床工学講座　医用電子工学．医歯薬出版．2011．P173

◆過去5年間に出題された関連問題
　［23回-午前-問題62］　［24回-午前-問題62］

【２６回－午後－問題５８】 正しいのはどれか。（医用電気電子工学）
1. メインメモリーはROMである。
2. ハードディスクは揮発性メモリーである。
3. １台の出力装置を複数のコンピュータで共有することはできない。
4. １台のコンピュータが複数の入力装置をもつことはできない。
5. CPUは制御装置を含む。

◆キーワード
5大装置（入力、制御、演算、記憶、出力）

◆解 説
1. ROMは読み取り専用の半導体メモリーであり。メインメモリの大部分はRAMで構成される。
2. 補助記憶装置は、大容量かつ不揮発性でなければならない。データを磁気的に記憶する磁気ディスク（ハードディスク）が一般的である。
3. 処理結果を外部に表示したり、印刷する装置が出力装置である。例としては、プリンタやディスプレイである。特定の出力装置をネットワーク内の１つの端末として含め、複数コンピュータで共有できる。
4. コンピュータが外部からデータを取り込むための装置が入力装置である。例としては、キーボード、マウスなどのポインティングデバイス、イメージスキャナやバーコードリーダなどである。１台のコンピュータにそれらを複数接続し利用することができる。
5. 直接データの四則演算や論理演算などのデータ処理を行う装置を演算装置、命令を解読し、他の装置を制御する装置を制御装置とよび、これを合わせてCPU（Central Processing Unit；中央処理装置）という。

［正解　５］

＜文　献＞
小野哲章ほか　編：臨床工学技士標準テキスト　第２版．金原出版．2012．P194

◆過去５年間に出題された関連問題
　　［２１回－午後－問題２６］　　［２２回－午前－問題５７］　　［２３回－午前－問題５９］
　　［２４回－午後－問題５６］　　［２５回－午前－問題５６］

[26回-午後-問題59] 情報漏洩の防止に効果が**ない**のはどれか。(医用電気電子工学)
1. ファイルを暗号化する。
2. ウィルス対策ソフトを導入する。
3. パスワードを定期的に変更する。
4. ファイルを定期的にバックアップする。
5. 外部ネットワークにはファイアウォールを介して接続する。

◆キーワード

セキュリティ　暗号化　ファイアウォール

◆解　説
1. ファイルを暗号化することによって、たとえ情報漏えいがあったとしても、暗号を復号化できないものにとっては無意味な信号として受け取ることになるため、防止効果がある。
2. コンピュータウィルスの中には情報を漏洩させるタイプのものがあるので、ウィルス対策ソフトを導入し、最新のウィルス対策を施すことは有効な対策である。
3. 同じパスワードを長期間使用していると、万が一パスワードを特定された場合に、そのまま使用され、コンピュータ内情報を覗かれたり盗まれる恐れがある。定期的なパスワード変更でそのような行為を防止できる。
4. 万が一ファイルデータを盗み取られたり壊れたりした場合のデータの復元のための手段であり、情報漏洩のための具体的な対策とはいえない。
5. ファイアウォールとは、特定のコンピュータネットワークと外部との通信を制御し、内部のコンピュータネットワークの安全を維持することを目的とした不正アクセス防止の技術概念である。外部からのアクセスを監視・制御することでネットワークを介しての情報漏えいを防ぐことができる。

[正解　4]

<文　献>

菊地眞ほか　編：臨床工学講座　医用情報処理工学. 医歯薬出版. 2010. P211～P219
小野哲章ほか　編：臨床工学技士標準テキスト　第2版. 金原出版. 2012. P201

◆過去5年間に出題された関連問題
　[21回-午後-問題27]　[22回-午前-問題59]

[26回-午後-問題60] 400万画素・4階調の画像を記憶するのに必要な容量は、100万画素・256階調の画像を記憶するのに必要な容量の何倍か。(医用電気電子工学)

1. $\frac{1}{4}$
2. $\frac{1}{2}$
3. 1
4. 2
5. 4

◆キーワード

画素　階調

◆解　説

　画像などの2次元信号のデジタル変換では、平面を小さな領域単位の集まりとして縦横に分割する必要がある。この画像の単位を画素またはピクセルという。例えば、デジタルカメラなどで扱われている静止画像のスケールの一例では、横2,592ピクセル、縦1,944ピクセルの場合、画素数は2592×1944＝約500万画素になり、各画素について3原色の階調をそれぞれ1byte（8bit、256階調）の計3byteで表現すると、全体で約500万画素×3byte＝約1.5Mbyteのデータ量になる。

　2^n階調または色数はnビットの2進コードに割り当てることで実現できる。

　問題におけるデータ量は各々、

　　400万画素×2bit（4(=2^2)階調に必要なビット数）＝800万bit＝8Mbit

　　100万画素×8bit（256(=2^8)階調に必要なビット数）＝800万bit＝8Mbit

であり、必要な容量は同じである。

　よって、答えは1倍である。

[正解　3]

<文　献>

　菊地眞ほか　編：臨床工学講座　医用情報処理工学．医歯薬出版．2010．P20～P24

　小野哲章ほか　編：臨床工学技士標準テキスト　第2版．金原出版．2012．P190

◆過去5年間に出題された関連問題

　[21回-午後-問題27]　[23回-午後-問題59]　[25回-午前-問題58]

【26回−午後−問題61】 図の論理回路で常に $Z=1$ となる条件はどれか。（医用電気電子工学）

1. $X=1$
2. $Y=1$
3. $X=Y$
4. $X \neq Y$
5. X、Y によらない

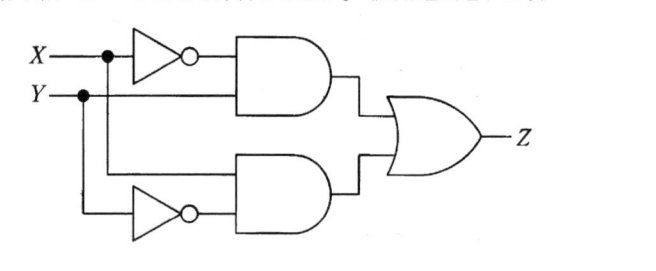

◆キーワード
論理式　排他的論理和（Exclusive OR）

◆解　説
　問題の論理回路を論理式で表すと、　$Z=\bar{X}\cdot Y + X \cdot \bar{Y}$　と変換できる。
この論理演算そのものは排他的論理和(Exclusive OR)といい、入力が異なる場合に 1 を出力する演算である。
また、入出力の関係を真理値表にて表すと以下の通りである。

入力		入力否定		中間推移		出力
X	Y	$\bar{X}$	$\bar{Y}$	$\bar{X}\cdot Y$	$X\cdot \bar{Y}$	Z
0	0	1	1	0	0	0
0	1	1	0	1	0	1
1	0	0	1	0	1	1
1	1	0	0	0	0	0

　真理値表の示す通り、入力が異なる（すなわち、$X \neq Y$ ）条件において、$Z=1$ が成立する。

［正解　4］

<文　献>
　菊地眞ほか　編：臨床工学講座　医用情報処理工学．医歯薬出版．2010．P32〜P33
　小野哲章ほか　編：臨床工学技士標準テキスト　第2版．金原出版．2012．P192

◆過去5年間に出題された関連問題
　　［22回−午前−問題61］　　［22回−午後−問題60］　　［23回−午後−問題58］

[26回-午後-問題62] 正しいのはどれか。(医用電気電子工学)

a. 繰返し方形波の周波数スペクトルを求めるには逆フーリエ変換を用いる。
b. 角周波数ωと周波数fとの関係は$f = 2\pi\omega$で表される。
c. 時系列信号をフーリエ変換すると周波数成分を知ることができる。
d. 角周波数ωの正弦波（$\sin\omega t$）は一つの周波数成分で構成される。
e. 繰返し三角波には基本波以外に高調波成分が含まれる。

1. a、b、c　　2. a、b、e　　3. a、d、e　　4. b、c、d　　5. c、d、e

◆キーワード

フーリエ変換　スペクトル　周波数　角周波数

◆解　説

a. 時間関数をフーリエ変換することによってその信号に含まれる周波数成分とその大きさが周波数スペクトルとして生成され、逆変換によって元の関数が合成される。
b. 角周波数と周波数の関係は$\omega = 2\pi f$で表される。
c. 時間領域の信号を周波数領域に変換するものがフーリエ変換である。時間系列の信号をフーリエ変換すると周波数特性を知ることができる。
d. 角周波数ωの正弦波の周波数成分はfのみである。
e. 非正弦波では、繰り返し時間を決める基本波以外にも、基本波の整数倍周波数成分の高調波が含まれ、それらを含む合成波形として信号の形がきまる。

[正解　5]

<文　献>

小野哲章ほか　編：臨床工学技士標準テキスト　第2版．金原出版．2012．P140

◆過去5年間に出題された関連問題

該当なし

[26回-午後-問題63] $\dfrac{1}{\sqrt{3}-j}$ の絶対値はどれか。（医用電気電子工学）

1. $\dfrac{1}{5}$
2. $\dfrac{1}{4}$
3. $\dfrac{1}{3}$
4. $\dfrac{1}{2}$
5. 1

◆キーワード

複素数　虚数

◆解　説

複素数はシステム制御や電気回路の交流解析において必要不可欠なものであり、また、それらを簡易に表現できる都合の良い数学的考え方である。なお、電気系システムにおいて i は電流を意味する量記号のため、電気系で虚数を扱う場合には記号として j を用いて表現する。

複素数 $a+jb$ の絶対値（大きさ）は、$|a+jb|=\sqrt{a^2+b^2}$ で得られるため、問題では、以下の計算により求めることができる。

$$\left|\dfrac{1}{a+jb}\right|=\dfrac{1}{\sqrt{a^2+b^2}}$$

よって、問題の絶対値は

$$\left|\dfrac{1}{\sqrt{3}-j}\right|=\dfrac{1}{\sqrt{(\sqrt{3})^2+(-1)^2}}=\dfrac{1}{\sqrt{4}}=\dfrac{1}{2}$$

［正解　4］

＜文　献＞

小野哲章ほか　編：臨床工学技士標準テキスト　第2版. 金原出版. 2012. P141

◆過去5年間に出題された関連問題

［21回-午後-問題23］　　［23回-午後-問題62］

[26回−午後−問題64] 高気圧酸素治療の生体に対する効果で**誤っている**のはどれか。（生体機能代行装置学）

a. 酸素毒性の発現
b. 溶存酸素の増加
c. 結合酸素の増加
d. 二酸化炭素の溶解促進
e. 不活性ガスの排出

1. a、b   2. a、e   3. b、c   4. c、d   5. d、e

◆キーワード

高気圧酸素治療

◆解 説

　高気圧酸素療法は、2絶対気圧（大気圧の2倍、水深10mの圧力）環境下で1時間以上純酸素（酸素濃度100%）を呼吸する治療である。

　大気圧下では、溶解型酸素0.31 vol%、結合型酸素20.74 vol%（vol%=mL/dL）と溶解型酸素は非常に少ない値である。しかしながら、高気圧酸素治療では、高い圧力の中で純酸素の呼吸を行うため、圧力に比例して酸素分圧が2倍になれば、溶解型酸素は2倍となる。この高い酸素分圧や溶解型酸素を利用し低酸素性障害の治療を行う。

　奏功機序は以下の3つに分類される。

① **溶解型酸素の増加による低酸素症の治療**
　　例：急性一酸化炭素中毒、網膜動脈閉塞症など
② **環境圧力の物理的変化による圧縮・溶解治療**
　　例：空気塞栓症、腸閉塞症（イレウス）など
③ **酸素毒性・薬理作用を利用した治療**
　　例：ガス壊疽、悪性腫瘍など

c. 結合型酸素は酸素飽和度に依存するため100%を頭打ちに増加はしない。
d. 高気圧酸素治療では溶解型酸素が増加する。
e. 高気圧酸素療法では組織の毛細管レベルの酸素分圧を上昇させ、分圧勾配差により酸素の拡散を促す。組織酸素分圧の上昇により、組織中の不活性ガス（窒素ガスなど）は血液へ移行し、肺循環を介して肺から洗い出される。

[正解　4]

<文 献>

　廣瀬稔ほか　編：臨床工学講座　生体機能代行装置学　呼吸療法装置. 医歯薬出版. 2011. P90〜P94

◆過去5年間に出題された関連問題

　[23回−午後−問題66]　[24回−午前−問題66]　[25回−午前−問題67]

[26回-午後-問題65] 内因性PEEPで正しいのはどれか。（生体機能代行装置学）
a. 閉塞性肺疾患で起こりやすい。
b. 呼気時間が短縮すると生じやすい。
c. 気道内圧計で容易に測定できる。
d. 呼吸仕事量を軽減させる。
e. 心拍出量を増加させる。

1. a、b　　2. a、e　　3. b、c　　4. c、d　　5. d、e

◆キーワード

内因性PEEP

◆解　説

　内因性PEEP（auto−PEEP） 発生の機序は、呼気の途中で末梢気道が閉塞し、肺胞からの呼出が中断すると、胸郭の収縮に従い、肺胞内に陽圧を発生することによる。呼気終末時には気道内圧はゼロを呈しているが、胸腔内では呼出しきれていない肺胞の影響で陽圧となる。

　このため、気道内圧計や気道内圧曲線での検出は難しく、フロー曲線やフローボリューム曲線といった気道内圧曲線以外のグラフィックモニタ波形を観察することにより発見することができる。

　人工呼吸中においては、呼気時間が短縮すると患者の呼気が終了する前に吸気が始まってしまい吐ききれなかった呼気が肺に残ってしまう状態となり内因性PEEPが生じる。

　疾患としては、閉塞性肺疾患があげられる。具体的には喘息発作、**COPD**など吸気を効率的に呼出できにくい患者の場合、内因性PEEPが生じる。また、COPDでは、肺過膨張による横隔膜の平定化や気道閉塞のため**呼吸仕事量**が増大し換気効率が低下する。

　呼吸仕事量は、一般的に次式で表される。

　　$P = (R \times F) + (C / V)$

　　　（P：仕事量、R：気道抵抗、F：流速、C：コンプライアンス、V：換気量）

PEEPの効果：酸素化の改善、機能的残気量が増加、肺コンプライアンスが改善など
PEEPの合併症：心拍出量の低下、尿量減少、脳圧上昇、圧外傷など

[正解　1]

<文　献>
廣瀬　稔ほか　編：臨床工学講座　生体機能代行装置学　呼吸療法装置．医歯薬出版．2011．P73、P140

◆**過去5年間に出題された関連問題**
　該当なし

[２６回－午後－問題６６] 人工呼吸中の気管吸引で正しいのはどれか。（生体機能代行装置学）
1. 1時間おきに施行する。
2. 吸引カテーテルは気管支まで進めないようにする。
3. 30秒以上かけて吸引する。
4. 吸引圧は300mmHg（39.9kPa）以上とする。
5. 吸引時にピストン運動を行う。

◆キーワード

気管吸引　吸引時間　吸引圧

◆解　説

　人工呼吸器装着患者は、自力での喀痰喀出が行えないうえ、生体にとって異物である気管チューブを挿入していることにより、通常よりも痰量が増加する。そのため、人工呼吸器装着中の気道浄化は、気道の開放性を維持し、換気量を維持するために重要なケアである。

　気管吸引の目的は気道の開放性を維持・改善することにより、呼吸仕事量(努力呼吸)や呼吸困難感を軽減すること、肺胞でのガス交換能を維持・改善することである。しかしながら、気管に異物である吸引カテーテルを挿入するため、患者にとっては侵襲的で苦痛を伴う処置となる。短時間で有効的な痰の除去ができるような手技が求められる。

1. 気管吸引は、必要なときに適宜行う。定時に気管吸引を実施することになっていても、その時点で吸引が必要かどうかを評価し必要がある場合にのみ実施すべきである。
2. 吸引カテーテルの先端が気管分岐部に当たらない位置まで挿入する。
3. 気管吸引操作中は無呼吸となるため、成人の場合、**気管吸引の時間は10～15秒以内**とする。
4. 吸引圧は、成人で**160～200hPa（120～150mmHg）**とされる。
5. 吸引時のピストン運動は気管壁を損傷するおそれがある。

[正解　2]

<文　献>
　廣瀬稔ほか　編：臨床工学講座　生体機能代行装置学　呼吸療法装置．医歯薬出版．2011．P165～P169

◆**過去５年間に出題された関連問題**
　［２５回－午前－問題６４］

[26回-午後-問題67] PCV施行中に呼気分時換気量が低下した。考えられる原因はどれか。（生体機能代行装置学）

a. 気道抵抗増加
b. 肺コンプライアンス上昇
c. 自発呼吸数増加
d. カフ漏れ
e. 片肺挿管

1. a、b、c 2. a、b、e 3. a、d、e 4. b、c、d 5. c、d、e

◆キーワード

PCV　肺コンプライアンス

◆解　説

PCVは、吸気圧値と吸気時間を設定して換気を行う調節換気であり、1回の強制換気時には設定吸気圧を設定時間内維持し、設定時間終了時点で呼気となる。

最高気道内圧、吸気時間、換気回数を設定し実施する。

利点：吸気圧を設定するため圧損傷の防止ができる。また、低い吸気圧で換気量が得られるため、循環動態の抑制作用を軽減できる。

欠点：末梢気道抵抗や肺胸郭系コンプライアンスが変化すると換気量が変動するため、注意を必要とする。

a. PCVは、1回の強制換気時に設定吸気圧で送気するため気道抵抗増加では換気量が低下する。
b. 肺コンプライアンス上昇（肺実質がやわらかい）は、換気量増加となる。
c. PCVは、換気回数を設定するため自発呼吸数増加では換気量低下とはならない。
d. カフ漏れを起こした場合、設定吸気圧に達しないため換気量が低下する。
e. PCVでの換気設定は、最高気道内圧、吸気時間、換気回数となるため、片肺挿管でも換気は行われる。しかし、片肺分の容量しかないため換気量が低下する。

[正解　3]

＜文　献＞

廣瀬稔ほか　編：臨床工学講座　生体機能代行装置学　呼吸療法装置．医歯薬出版．2011．P137〜P138

◆過去5年間に出題された関連問題

[24回-午前-問題65]　[25回-午後-問題66]

[26回-午後-問題68] 吸着型酸素濃縮器で**誤っている**のはどれか。（生体機能代行装置学）

1. ゼオライトを用いて窒素を吸着する。
2. 加圧した空気を吸着筒内に送る。
3. 供給ガスは乾燥している。
4. 貯蔵タンクに蓄えてから供給する。
5. 100%の酸素を供給できる。

◆キーワード

吸着型酸素濃縮器　ゼオライト

◆解　説

　酸素濃縮器は空気中の酸素を濃縮し高濃度の酸素ガスを作り出す機器であり、**吸着型**と**膜型**がある。

　吸着型は、酸素と窒素を分離する性質を持つ**吸着剤（ゼオライト：アルミノケイ酸塩の総称）** を用いて高濃度の酸素を発生させる。

　ゼオライトに加圧した空気を流すと窒素を選択的に吸着し、逆に減圧した空気を流すと吸着した窒素がはずれる。この原理を利用し、加圧した空気をゼオライトが充填された吸着筒に流し、窒素を吸着させ、酸素のみを取り出す。その後、減圧した空気を流し、窒素をゼオライトから遊離・排気する。

　加圧時に濃縮された酸素は貯蔵タンクに貯められた後、使用される。一方、減圧時は貯蔵タンク内の酸素を使用することで、酸素の連続吸入を可能にしている。現在では、吸着型酸素濃縮装置は、**90～93%の濃度**を最大2～7L/分供給可能なものがある。また、吸着型は、空気中の**水分も吸着するので加湿器も必要**となる。

1. ゼオライトは、窒素を選択的に吸着する。
2. 加圧した空気を吸着剤（ゼオライト：アルミノケイ酸塩の総称）が充填された吸着筒に流す。
3. ゼオライトは水分も吸着するため、濃縮された酸素は加湿が必要となる。
4. 加圧時に濃縮された酸素は貯蔵タンクに蓄えられる。
5. 90%以上の酸素濃度が得られるが、100%にはならない。

[正解　5]

<文　献>

　廣瀬稔ほか　編：臨床工学講座　生体機能代行装置学　呼吸療法装置. 医歯薬出版. 2011. P80～P82

◆**過去5年間に出題された関連問題**

　[20回-午後-問題36]　[25回-午前-問題63]

[26回-午後-問題69] 人工心肺装置について**誤っている**組合せはどれか。(生体機能代行装置学)
　　a. 冠灌流回路　――――――　心内圧の低減
　　b. 血液濃縮器　――――――　余剰水分の排出
　　c. 動脈フィルター　――――　微小気泡の除去
　　d. 血液吸引回路　――――――　術野内の血液回収
　　e. ベント回路　――――――　心筋保護液の注入

　　1. a、b　　2. a、e　　3. b、c　　4. c、d　　5. d、e

◆キーワード

冠灌流回路　ベント回路　血液濃縮器

◆解　説

　　人工心肺装置の周辺回路に、心筋保護液の注入に使用する冠灌流回路、余剰水分の排出に用いる血液濃縮器（ヘモコン）、微小気泡と微小なゴミを取り除く動脈フィルター、術野の血液回収に用いる血液吸引回路（サクション回路）、心内圧の低減、過伸展防止の目的のベント回路がある。

a. 冠灌流回路は心筋保護液の注入に用いる。
e. ベント回路は心内圧の低減、過伸展防止が目的である。

[正解　2]

＜文　献＞

阿部稔雄ほか　編：最新人工心肺　理論と実際　第3版．名古屋大学出版会．2009．P44～P51
見目恭一ほか　編：臨床工学講座　生体機能代行装置学　体外循環装置．医歯薬出版．2012．

◆過去5年間に出題された関連問題

　　［21回-午後-問題49］　　［23回-午後-問題68］

[26回-午後-問題70] 人工心肺による体外循環について正しいのはどれか。(生体機能代行装置学)
1. 血液希釈によって溶血量は増加する。
2. 血液希釈によって膠質浸透圧は増加する。
3. 血液希釈によって血液粘稠度は増加する。
4. 低体温によって血液粘稠度は低下する。
5. 低体温によって組織への酸素の移行は低下する。

◆キーワード

血液希釈　血液粘稠度　低体温

◆解　説
　体外循環時の血液希釈の影響として、粘稠度の低下、酸素運搬能の低下、膠質浸透圧の低下がある。
　低体温の影響として、血液粘稠度の増大、末梢血管抵抗の増加、基礎代謝の低下がある。その他、低体温の影響から酸素解離曲線は左方偏位をきたす。

1. 血液希釈によって血液粘稠度が低下する。それによりローラーポンプによるずり応力が減少して血液損傷が軽減される。
2. 希釈によってタンパク濃度（アルブミン）が下がるので、膠質浸透圧は低下する。
5. 低体温のため酸素解離曲線が左方偏位になりヘモグロビンが酸素を放出しにくくなる。

[正解　5]

＜文　献＞
　見目恭一ほか　編：臨床工学講座　生体機能代行装置学　体外循環装置．医歯薬出版．2012．P103
　小野哲章ほか　編：臨床工学技士標準テキスト．金原出版．2012．P293～P296

◆過去5年間に出題された関連問題
　［22回-午後-問題69］　［23回-午前-問題69］　［23回-午前-問題71］
　［24回-午前-問題71］

[２６回－午後－問題７１] pH = 7.26、$PaCO_2$ = 65mmHg、$[HCO_3^-]$ = 28mEq/L である状態はどれか。
(生体機能代行装置学)
1. 代謝性アシドーシス
2. 呼吸性アルカローシス
3. 呼吸性アルカローシスと代謝性アシドーシスとの混合性酸塩基障害
4. 呼吸性アシドーシス
5. 代謝性アルカローシス

◆キーワード

血液ガス　アシドーシス　アルカローシス

◆解 説

　血液ガスの基準値　pH：7.40±0.05　$PaCO_2$：35～45mmHg　PaO_2：80～100mmHg　HCO_3^-：22～24 mEq/L である。酸塩基平衡を考える上で、重要なのは、呼吸性と代謝性を区別することである。呼吸性に関与する因子は $PaCO_2$、代謝性に関与する因子は HCO_3^- である。

　$PaCO_2$ が基準値より高く、pH が低い場合は呼吸性アシドーシス、$PaCO_2$ が基準値より低く、pH が高い場合は呼吸性アルカローシスとなる。HCO_3^- が基準値よりも低く、pH が低下した場合は代謝性アシドーシス、HCO_3^- が基準値よりも高く、pH が上昇した場合は代謝性アルカローシスである。さらに血液ガスの酸塩基平行には代償性の作用もある。これは呼吸性障害の場合は pH を基準値に近づけるように代謝性代償機構が働き、HCO_3^- が変化する。逆に代謝性障害の場合は、呼吸性代償作用が働き、$PaCO_2$ が変化する。ただし、これらの代償性変化は基準値を逸脱することはない。

　この問題の場合、pH = 7.26：アシドーシス　$PaCO_2$ = 65mmHg：呼吸性による異常が見られる。また $[HCO_3^-]$ = 28mEq/L と高い値となっているが、pH は低く酸性を示している。そのため代謝性代償機構が作用した呼吸性アシドーシスとなる。

[正解　4]

<文 献>
見目恭一ほか　編：臨床工学講座　生体機能代行装置学　体外循環装置. 医歯薬出版. 2012. P89～P90

◆過去5年間に出題された関連問題
　[２１回－午後－問題５１]

【26回-午後-問題72】混合静脈血酸素飽和度について**誤っている**のはどれか。（生体機能代行装置学）
1. 肺動脈カテーテルで測定できる。
2. 生体の酸素消費の状態によって変化する。
3. 50％では嫌気性代謝が亢進する。
4. 80％は低心拍出量状態を意味する。
5. 人工心肺中の加温時には低下する。

◆キーワード
混合静脈血　酸素飽和度

◆解　説
　混合静脈血とは、上大静脈と下大静脈の血液が混合したものであり、主に右心房での血液を指す。
　混合静脈血酸素飽和度は、心機能・呼吸機能・末梢循環の状態を反映することから、全身の循環動態を判断する指標として用いられる。正常値は 60～80％である。測定値が 60％以下の場合では、酸素供給量の不足、もしくは酸素消費量の増大が疑われ、ヘモグロビン濃度の低下や循環不全、代謝亢進などの原因が考えられる。

1. 肺動脈カテーテルの先端を肺動脈に留置し、測定することができる。
3. 50％以下では明らかに酸素供給量が不足しており、解糖系が亢進する。
4. 80％は正常値であり、全身の循環量が足りているため低心拍出量状態ではない。
5. 加温時によって酸素消費量が増えるため、酸素飽和度は低下する。

［正解　4］

<文　献>
　見目恭一ほか　編：臨床工学講座　生体機能代行装置学　体外循環装置．医歯薬出版．2012．P107

◆過去5年間に出題された関連問題
　該当なし

[26回-午後-問題73] 補助循環について正しいのはどれか。（生体機能代行装置学）
1. IABPではバルーンを弓部大動脈に留置する。
2. PCPSは全身麻酔を必要とする。
3. PCPSは左心系の後負荷を軽減する。
4. 補助人工心臓は右心補助に用いられることが多い。
5. 補助人工心臓は左房脱血よりも左室脱血タイプが多い。

◆キーワード

IABP　PCPS　補助人工心臓

◆解　説

　薬物抵抗性の重症心不全の治療のために、心臓の機能を補助する目的で使用されるのが補助循環である。
　IABPはバルーンを下行大動脈に留置して心電図もしくは血圧と同期して拡張と収縮をさせる。それによって冠血流量の増加と後負荷の軽減を図る。次にPCPSは、大腿動静脈から送脱血管を挿入して遠心ポンプと人工肺を用いた閉鎖式の体外循環システムである。
　補助人工心臓は生体の心臓を残しつつ、全身に血液を循環させるポンプである。体外式と埋め込み型がある。

2. IABP・PCPSは局所麻酔にて施行されることが多い。補助人工心臓の装着には全身麻酔科での手術が必要である。
3. PCPSは逆行性送血になるので、後負荷の軽減にはならない。
4. 補助人工心臓は、心臓移植までのブリッジとしての使用が多く、ほとんどが左心系に用いられる。
5. 補助人工心臓は、高流量を得やすい左室心尖部から行うことが多い。

[正解　5]

<文　献>
　見目恭一ほか　編：臨床工学講座　生体機能代行装置学　体外循環装置．医歯薬出版．2012．P213～P233
　小野哲章ほか　編：臨床工学技士標準テキスト．金原出版．2012．P307

◆過去5年間に出題された関連問題
　　［21回-午後-問題55］　　［23回-午前-問題74］　　［23回-午後-問題72］
　　［25回-午後-問題73］

> **【26回-午後-問題74】** 次の条件で透析が行われた。
> 　　透析器動脈側クレアチニン濃度 16mg/dL
> 　　透析器静脈側クレアチニン濃度 2mg/dL
> 　　透析器動脈側血液流量 220mL/min
> 　　透析器入口透析液流量 500mL/min
> 　　除水速度 20mL/min
> 　　この透析器のクレアチニンクリアランス[mL/min]はどれか。（生体機能代行装置学）
> 　　1. 180
> 　　2. 185
> 　　3. 195
> 　　4. 200
> 　　5. 220

◆キーワード

> クレアチニンクリアランス

◆解　説

　ダイアライザ内物質移動の指標としてクリアランス（CL）が用いられる。

　クリアランスは物質がダイアライザを通過する間に、血液側から透析液側へ除去された量が、どれだけの血流量からその物質を完全に除去したことになるかを示している。

　限外濾過流量（除水速度）Q_F が無視できない場合のクリアランスは次式で定義される。

$$CL = \frac{C_{BI} - C_{BO}}{C_{BI}} \times (Q_{BI} - Q_F) + Q_F$$

　ここで、C_{BI}、C_{BO}：ダイアライザ入口（動脈）側および出口（静脈）側血中溶質濃度、Q_{BI}：入口側血流量、Q_F：限外濾過流量（除水速度）である。

　上記の式に問題の数値を代入し、計算すると、

$$CL = \frac{16 - 2}{16} \times (220 - 20) + 20 = 175 + 20 = 195 \text{（mL／min）}$$

となり、正解は3となる。

[正解　3]

<文　献>

透析療法合同専門委員会　編：血液浄化療法ハンドブック　改訂第6版. 協同医書出版社. 2012. P25
小野哲章ほか　編：臨床工学技士標準テキスト　第2版. 金原出版. 2012. P353

◆過去5年間に出題された関連問題

　［23回-午後-問題74］　［24回-午前-問題77］　［25回-午後-問題76］

> **[26回-午後-問題75]** ダイアライザで正しいのはどれか。(生体機能代行装置学)
> 1. ふるい係数は透水性を表す指標である。
> 2. 血流量が増加するとクリアランスは減少する。
> 3. 導入初期には溶質除去効率の優れたものが使われる。
> 4. 小児にはプライミング量が少ない方がよい。
> 5. 中空糸型では血液は透析器の中心部よりも外周部の方が流れやすい。

◆キーワード

ダイアライザ

◆解 説

　ダイアライザは形状によりコイル型、平板積層型、中空糸型に分類できるが、現在は中空糸型が主流である。
　中空糸型の標準的な仕様は中空糸一本あたりの内径は約 $200\mu m$、膜厚は $10 \sim 50\mu m$ 程度、長さは $10 \sim 30cm$ 程度であり、ダイアライザ1個当たり3000本〜15000本程度の中空糸で構成されている。膜面積は $0.2 \sim 2.5 m^2$ である。プライミングボリューム(血液充填量)は30〜160mL程度であり、これが大きくなると体外循環血液量が増大し、循環血液量の少ない小児などでは血液希釈による問題が生じる。また小児では低血流量による体外循環に伴う体温低下や回路内凝固などの問題もある。
　その他、中空糸型では血液は中空糸束の中心ほど流れやすく、透析液はハウジング(外筒)近傍ほど流れやすいチャネリング(偏流)傾向がある。
　ダイアライザなどの血液浄化器の性能評価指標には以下のものがある。
- 溶質透過性に関する指標：クリアランス(CL)、総括物質移動面積係数(KoA)
- 透水性に関する指標：濾過係数(Lp)、限外濾過率(UFRP)
- 溶質分離特性に関する指標：ふるい係数(SC)

2. クリアランスは透析液流量が一定(500ml)の場合、血流量に依存し、血流量増加に伴い増加する。また、血流量が一定(200〜250ml)の場合、透析液流量に依存し、透析流量増加に伴い増加する。ただし、クリアランスは血流量、透析液流量、KoAの最も小さい値を超えることはない。
3. 透析導入初期は循環血液中の急激な物質濃度変化に伴う不均衡症候群を予防するため、あえて性能が低く膜面積の小さなダイアライザを用い、短時間頻回透析とし、徐々に透析量を増加させていく。

[正解 4]

<文 献>

　透析療法合同専門委員会 編:血液浄化療法ハンドブック 改訂第6版.協同医書出版社.2012.P21〜P33、
　　P224〜P225
　竹澤真吾ほか 編:臨床工学講座 生体機能代行装置学 血液浄化療法装置.医歯薬出版.2011.P42〜P50

◆過去5年間に出題された関連問題

　[21回-午後-問題59]　　[22回-午後-問題76]　　[23回-午後-問題75]
　[25回-午前-問題75]

【26回-午後-問題76】 バスキュラーアクセスで正しいのはどれか。(生体機能代行装置学)

a. 動脈表在化は心機能への負担が大きい。
b. 第一選択は人工血管を用いた内シャントである。
c. 透析後は静脈カテーテルをヘパリンロックする。
d. カフ付きカテーテルは感染のリスクを低減できる。
e. グラフト移植の方が自家動静脈瘻よりも開存率は高い。

1. a、b　　2. a、e　　3. b、c　　4. c、d　　5. d、e

◆キーワード

バスキュラーアクセス

◆解説

バスキュラーアクセスの種類には、以下のものがある。
- 一時的静脈カテーテル
- 自己血管内シャント（arterio-venous fistula：AVF）
- 人工血管内シャント（arterio-venous vascular access graft：AVG）
- 動脈表在化
- 長期植え込み型静脈（長期型バスキュラー）カテーテル

また、バスキュラーアクセスの特徴を以下の表に示す。

	AVF	AVG	動脈表在化	カテーテル
開存期間	最も長い	やや低い	やや低い	最も短い
使用開始時期	術後2週間前後 ときに早期穿刺可能	術後2週間前後、早期穿刺可能な種類もあり	術後2から4週間後	挿入当日より
回路への接続性	容易だが、ときに穿刺困難有り	穿刺困難はほぼなし	返血用血管が必要	容易
感染発生率	低い	やや高い	低い	最も高い
心臓への負荷	負荷あり	AVFより負荷大	なし	なし
動脈瘤の発生率	時に仮性動脈瘤あり	時に仮性動脈瘤あり	穿刺部動脈瘤あり	なし
その他の問題点	静脈高血圧、穿刺痛、スティール症候群	静脈高血圧、穿刺痛、スティール症候群	動脈閉塞、穿刺痛	血栓閉塞、中心静脈血栓閉塞

b. 恒久的バスキュラーアクセスの第一選択はAVFである。
c. 血栓防止の目的で行う。
d. カフ付き長期型バスキュラーカテーテルのカフを皮下に設置することで感染発生率が低下する。

[正解　4]

<文献>

竹澤真吾ほか　編：臨床工学講座　生体機能代行装置学　血液浄化療法装置. 医歯薬出版. 2011. P93〜P103

◆過去5年間に出題された関連問題

[21回-午後-問題66]　[23回-午後-問題76]　[24回-午後-問題77]
[25回-午前-問題78]

[26回-午後-問題77] 血液浄化法に用いられる透析膜で**誤っている**のはどれか。（生体機能代行装置学）

1. 酢酸セルロース膜は合成高分子膜に比べて蛋白が吸着しにくい。
2. ポリアクリロニトリル膜は、ACE阻害薬を投与されている患者には禁忌である。
3. ポリメチルメタクリレート膜は非対称構造を有する。
4. ポリスルホン膜はポリビニルピロリドンを含む。
5. エチレンビニルアルコール膜は親水性である。

◆キーワード

透析膜

◆解　説

主な透析膜（中空糸型）の種類と特徴を、以下の表に示す。

	酢酸セルロース膜 CA、CDA、CTA	ポリアクリロニトリル膜 PAN	ポリメチルメタクリレート膜 PMMA	ポリスルホン膜 PS	エチレンビニルアルコール膜 EVAL
膜構造	均一（均層）構造 セルロースのOH基をアセチル基で置換したもの	非対称構造（グラジエント構造）本来、疎水性	均一（均層）構造 疎水性	非対称構造（グラジエント構造）疎水性が強いためポリビニルピロリドン（PVP）を添加し、改善している	均一（均層）構造 非対称構造のものもある。ビニルアルコールに存在するOH基のため親水性である
主な性質	溶質透過性、透水性が向上、β_2MGも透過　合成高分子膜と比べると、蛋白の吸着は少ない	陰性荷電が強く、ブラジキニン産生を促進するためACE阻害薬を投与されている患者には使用禁忌	β_2MGを吸着	日本および世界的に市場占有率が最も高い膜材料である	血小板や凝固因子の活性化作用が少ないため、抗血栓性に優れている
生体適合性（一過性白血球減少、補体活性化などで評価）	セルロースのOH基をアセチル基で置換することで改善されている	合成高分子系膜はセルロース膜より機械的強度が低く厚めのものが多いが、β_2MGなどの低分子量蛋白の除去に優れ、生体適合性もよい			

[正解　3]

<文　献>

竹澤真吾ほか　編：臨床工学講座　生体機能代行装置学　血液浄化療法装置．医歯薬出版．2011．P56～P69

◆**過去5年間に出題された関連問題**

［21回-午後-問題59］　［21回-午後-問題61］　［22回-午後-問題76］
［24回-午後-問題74］　［25回-午前-問題76］

【26回-午後-問題78】 血液透析監視装置が漏血を検出した際の対処法で**誤っている**のはどれか。(生体機能代行装置学)

1. 膜の破損によるリークがないか調べる。
2. 透析液の流量が正しいか確認する。
3. 脱血不良が起きていないか確認する。
4. 漏血の検知器が正しく動作しているか調べる。
5. 目視で確認できない場合は試験紙で判断する。

◆キーワード

血液透析監視装置　漏血

◆解　説

漏血時の判断と対処法については、以下の通りである。

・患者監視装置の漏血警報が作動したら透析液の停止、血液ポンプを低速にする。また、血液回路内が陰圧（脱血不良等による）になっていないか確認する。（陰圧になっていると透析液が血液中に流入する危険性が増加する。）
・まず、目視にて中空糸表面およびダイアライザの透析液出口で漏血を確認する。漏血検出器は、受光部の汚れによる誤報もあることから目視による確認が不可能な場合は、ダイアライザの透析液出口から透析液を採取し、尿潜血検査試験紙で確認する。
・目視で漏血が認められた場合や、その可能性が高い場合（尿潜血検査試験紙で陽性の場合）はダイアライザ内の透析液をバケツ等に排出しながら生食にて置換返血する。
・血液の漏れが激しい場合は、返血せずダイアライザごと廃棄する。
・抗生物質の投与は透析液の浄化レベルや膜破損の程度により判断する。
・大量の失血がある場合はバイタルサイン、ヘマトクリット、ヘモグロビンを確認し、必要に応じて輸血、輸液の準備を行う。
・目視や尿潜血検査試験紙による確認の結果、漏血の可能性が否定的な場合は漏血検出器の受光部等の点検、メンテナンスを行う。

[正解　2]

＜文　献＞

透析療法合同専門委員会　編：血液浄化療法ハンドブック　改訂第6版. 協同医書出版社. 2012. P67

◆**過去5年間に出題された関連問題**

[21回-午後-問題65]　　[24回-午後-問題75]

【26回−午後−問題79】 血液浄化装置の監視装置で**誤っている**組合せはどれか。（生体機能代行装置学）

1. 漏血検知器 ──── 光透過
2. 気泡検知器 ──── 超音波
3. 濃度計 ──────── 浸透圧
4. 温度計 ──────── サーミスタ
5. 圧力計 ──────── ストレインゲージ

◆キーワード

監視装置

◆解　説

血液浄化装置における監視装置の監視項目としては以下の項目がある。

＜透析液側監視項目と測定原理＞

① 透析液圧力 ──────── ストレインゲージ
② 透析液濃度 ──────── 伝導度
③ 透析液流量 ──────── フロート型流量計
④ 透析液温度 ──────── サーミスタ

＜血液側監視項目と測定原理＞

① 漏血 ──────────── 吸光度（光透過）法
② 血液側圧力 ──────── ストレインゲージ
③ 気泡 ──────────── 超音波式、光電式

［正解　3］

＜文　献＞

竹澤真吾ほか　編：臨床工学講座　生体機能代行装置学　血液浄化療法装置. 医歯薬出版. 2011. P127

◆過去5年間に出題された関連問題

　　［21回−午後−問題65］　　［22回−午前−問題76］　　［23回−午後−問題78］
　　［24回−午後−問題75］　　［25回−午後−問題78］

[２６回－午後－問題８０] 質量100gの物体を5秒間で2m上方に持ち上げたときのおよその仕事率[W]はどれか。
ただし、重力加速度は9.8m/s²とする。（医用機械工学）
1. 0.004
2. 0.04
3. 0.4
4. 4
5. 40

◆キーワード

仕事　仕事率　位置エネルギー

◆解　説

物体に加えた力をF[N]、移動距離をx[m]、時間をt[s]とすると、仕事W[J]、仕事率P[W]は

・仕事　W＝F×x
・仕事率 P＝W／t

となる。仕事率Pは単位時間当たりの仕事であり、仕事の能率をあらわす。

（仕事Wと　仕事率Pの単位[W：ワット]を混同しないように注意）

物体の重力[N]は質量m[kg]、重力加速度g[m/s²]とすると、

・重力＝mg

となる

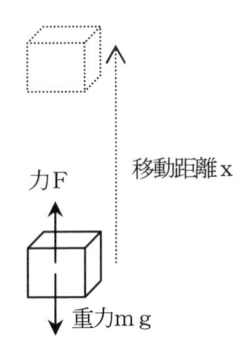

重力に逆らい、上方へ2m持ち上げるため、仕事は、

W＝F×x＝mg×x＝0.1kg×9.8m/s²×2m＝1.96J

この移動に要した時間は5sであるので、仕事率は、

P＝W／t＝1.96J／5s≒0.4W

となる。

[正解　3]

＜文　献＞

嶋津秀昭ほか　著：臨床工学講座　医用機械工学．医歯薬出版．2011．P32～P33

◆過去5年間に出題された関連問題

該当なし

[26回-午後-問題81] クリープ現象はどれか。(医用機械工学)
1. 身長は朝から夕方にかけて徐々に低くなる。
2. 暗闇に入ってしばらくするとものが見えるようになる。
3. 細動脈内を血液が流れるとき赤血球が管軸付近に集中する。
4. 膝蓋腱を叩くと足が上がる。
5. 脈圧は末梢の方が高い。

◆キーワード

クリープ現象

◆解 説

高温下などで一定荷重（一定応力）を加えられた材料が、時間経過とともに変形してゆく（ひずみが増大）現象をクリープ現象（Creep）という。

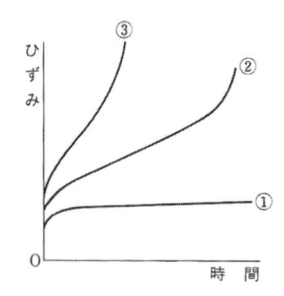

①は、温度が低く、応力が小さいとき。
②は、①と③の中間のとき。
③は、温度が高いか、応力が大きいか、また、それらが重なったとき。

1. ほぼ一定荷重で時間経過と共に変形するためクリープ現象という。
2. 暗順応
3. 集軸効果
4. 膝蓋腱反射
5. 圧脈波の反射

［正解　1］

＜文　献＞

林洋次ほか 著：機械設計Ⅰ. 実教出版. 2006. P98

◆過去5年間に出題された関連問題

　［22回-午後-問題81］　［24回-午前-問題81］

[26回-午後-問題82] 流速10m/sで鉛直上方に吹き上がる噴水のおよその到達高さ[m]はどれか。ただし、重力加速度は9.8m/s^{2}とする。(医用機械工学)

1. 1
2. 2
3. 5
4. 10
5. 20

◆キーワード

エネルギー保存則　ベルヌーイの定理

◆解　説

物体の質量m [kg]、噴出速度v [m/s]、到達高さh [m]とすると、

噴出時 (0m地点とする) は　　運動エネルギーEk$_1$＝mv^2／2、　位置エネルギーEp$_1$＝0　となり、
最高点に達したとき (速度が0m/s)、運動エネルギーEk$_2$＝0、　位置エネルギーEp$_2$＝mghとなる。

空気抵抗がないものと仮定すると、エネルギーは保存されるためEk$_1$＋Ep$_1$＝Ek$_2$＋Ep$_2$となり、

　m v^2／2＝mgh

　h＝v^2／2g

が導かれる。

流速v＝10m/s、重力加速度g＝9.8m/s^{2}であるので、

到達高さはh＝10^2／(2×9.8)≒5m となる。

本来であれば流体の流れを考えるためベルヌーイの定理（流体におけるエネルギー保存則）を用いる。
よってエネルギー損失がない**完全流体（粘性率、圧縮率が0）**でなければならない。

[正解　3]

＜文　献＞

嶋津秀昭ほか　著：臨床工学講座　医用機械工学．医歯薬出版．2011．P78〜P81

◆**過去5年間に出題された関連問題**

　[21回-午後-問題74]　　[23回-午後-問題81]　　[24回-午後-問題82]

【26回-午後-問題83】 音の性質について**誤っている**のはどれか。（医用機械工学）
  1. 振動によってエネルギーが伝わる。
  2. 音圧が高いほど音量が大きい。
  3. 音が伝わるためには振動による媒質のひずみが必要である。
  4. 音波は疎密波である。
  5. 音波の伝搬速度は媒質の体積で決まる。

◆キーワード

縦波（疎密波）　横波　音波のエネルギー　伝播速度

◆解 説

　静かな水面に物を投げ入れると水面を波の輪が広がっていく、このとき水面に木の葉などがあっても波が通過するときは上下に揺れ動くが波と一緒に進むことはなく、波が通過すると同じ位置で静止する。これは波が進むときに水分子が一緒に進んでいるのではなく、振動が次々へと伝播していることを示す。

　ばねの一端をばねの長さ方向に振動させると、振動は次々へと伝搬する（波が発生する。）。このときばねの各部分は波が伝わる方向と**同じ方向**に振動する。このような波を縦波という。これに対してばねの各部分と波が伝わる方向が**垂直方向**に振動するような波を横波という。

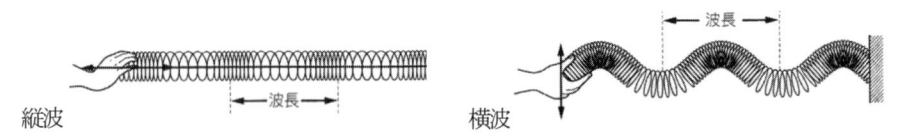

音波というと一般的には空気中や水中を伝播する**縦波**で、密度が低い部分、高い部分を繰り返すため**疎密波**とも呼ばれる。

媒質の密度 ρ、体積弾性率 K、振動数 f、振幅 a とすると、

・単位体積当たりの音波のエネルギーは $e = 2\pi \rho f^2 a^2$

・音波の伝搬速度（流体中）は $v = \sqrt{\dfrac{K}{\rho}}$

となる。

1. 波は分子などの振動（運動エネルギー）の伝搬のためエネルギーが伝わる。
2. 音圧が高いと音のエネルギーは大きい、よって音量も大きくなる。
3. 音が伝わるとき媒質（波を伝える物質）の分子振動が発生するため、媒質のひずみ（変形）が起こる。
4. 音波は空気中や水中を伝播する縦波（疎密波）である。
5. 音波の伝搬速度は媒質の密度と体積弾性率によって決まる。体積には影響されない。

［正解　5］

＜文　献＞

嶋津秀昭ほか　著：臨床工学講座　医用機械工学．医歯薬出版．2011．P105～P119

◆過去5年間に出題された関連問題

　［22回-午後-問題84］　［25回-午後-問題83］

[26回-午後-問題84] 環境と熱伝達メカニズムとの組合せで**誤っている**のはどれか。(医用機械工学)

1. 重力下・空気中 ──────── 対 流
2. 重力下・真空中 ──────── 放 射
3. 無重力・空気中 ──────── 対 流
4. 無重力・真空中 ──────── 放 射
5. 無重力・固体内部 ────── 伝 導

◆キーワード

熱伝導　対流　放射

◆解　説

物理的な熱の移動には熱伝導、対流、放射の3つがある。

熱伝導は物質中(固体、液体、気体)を熱振動で熱エネルギーのみが移動する。伝わりやすさは熱伝導率によって決まり、電気を流しやすく、かつ結合が強いものほど高くなる。よって物質がない真空中では熱伝導はおきない。熱振動の伝搬であるため重力による影響はない。

対流(自然対流熱伝達とする)は流体(液体、気体)が温度よって膨張(密度変化)し、重力によって高密度のものが下へ低密度のものが上へ移動することで流体自身が熱エネルギーを運ぶ。よって重力下でなければ対流は起きない。また固体中や真空中では流れるものがないため対流は起きない。また**強制対流熱伝達**であれば血流で運ばれる熱のように重力下でなくとも熱の移動は起こる。

放射は電磁波として熱が移動するため、太陽光のように真空中でも熱が伝わる。

[正解　3]

<文　献>

嶋津秀昭ほか　著:臨床工学講座　医用機械工学. 医歯薬出版. 2011. P143〜P147

◆**過去5年間に出題された関連問題**

[23回-午前-問題84]　[25回-午後-問題84]

【26回-午後-問題85】 生体組織が示す一般的な物理的特性で**誤っている**のはどれか。（生体物性材料工学）

1. 温度依存性
2. 非線形性
3. 周波数依存性
4. 強磁性
5. 粘弾性

◆キーワード

生体組織の特異性　受動的特性

◆解　説

　生体組織は一様ではなく、細胞や組織などで階層的、有機的に構築されたシステムであるため、その物理的特性は複雑で定量的に把握することは難しい。このような生体組織の受動的特性が示す特異性は、異方性、非線形性、周波数依存性、温度依存性、粘弾性などで表現される。

　異方性とは、皮下組織や筋組織のように生体組織が方向により異なった特性を示すことをいう。

1. 生体内の代謝は酵素を用いた化学反応であり、温度がその活性に与える影響は小さくない。
2. 物理エネルギーの印加に対する応答が直線的に予測できる場合を線形であるというが、生体組織は複雑な要素で構成されているため、単純な比例や加算性が成り立たず非線形である。
3. 生体組織は印加エネルギーの周波数に応じて異なる応答を示すことがある。例えば、細胞の導電率は周波数が高くなるにしたがって増加する。
4. 生体組織を構成する物質では、水やオキシヘモグロビンが反磁性、酸素やデオキシヘモグロビンが常磁性を示す。これらは弱磁性の一種であり磁化は弱く、磁場を除くと可逆的に消失する。強磁性ではない。
5. 流体内で流れの異なる部分の接点で摩擦が生じ、互いに速度を一様化しようとする性質を粘性という。またバネのように与えた力（応力）に比例した変形（ひずみ）を生じる性質を弾性という。生体組織は粘性と弾性があわさった粘弾性という力学特性を示す。粘弾性体では応力とひずみの関係に非線形性が存在するうえに、応力を負荷していく場合と除去していく場合とで応答性が異なる。

[正解　4]

＜文　献＞

中島章夫ほか　編：臨床工学講座　生体物性・医用材料工学．医歯薬出版．2010．P4、P34、P40〜P42

◆過去5年間に出題された**関連問題**

　該当なし

[26回-午後-問題86] 生体に対する作用の大きさを考慮した放射線の量を表すのはどれか。(生体物性材料工学)

1. 照射線量
2. 線量当量（等価線量）
3. 吸収線量
4. 透過線量
5. 放射能

◆キーワード

放射線　等価線量

◆解　説

下記以外で重要な量に実効線量がある。これは等価線量に組織ごとの係数（組織荷重係数）をかけて合計したものであり、全身が均等被曝したときの影響を見積もるために用いられる。単位はSv（SI単位）またはremを用いる。

1. 照射線量とは、X線、γ線によって生じた全電子が空気中で完全に止まるまでに生じた電気量を表す。単位はC/kg〔SI単位〕またはR（レントゲン）を用いる。
2. 線量当量（等価線量）とは、放射線の種類や被曝した体の部位を考慮して、生体が放射線によって受ける影響を表す。単位はSv（シーベルト）〔SI単位〕またはrem（レム）を用いる。
3. 吸収線量とは、単位質量当たりに吸収された放射線のエネルギーを表す。単位はGy（グレイ）〔SI単位〕またはrad（ラド）を用いる。
4. 透過線量とは、物質を透過した放射線の線量を表現した用語である。放射線は物質を透過する際に、物質による吸収や散乱によって透過線量が減少する。
5. 放射能とは、放射線を出す能力のことである。放射能の強さは、放射性核種が1秒間に放射性崩壊を起こして放射線を出す原子核の個数で表され、単位はBq（ベクレル）〔SI単位〕またはCi（キュリー）を用いる。

[正解　2]

<文　献>

中島章夫ほか　編：臨床工学講座　生体物性・医用材料工学. 医歯薬出版. 2010. P73〜P77

◆過去5年間に出題された関連問題

該当なし

> [26回-午後-問題87] 誤っている組合せはどれか。(生体物性材料工学)
> 1. 組織切開作用 ────── レーザー光の収束性
> 2. 止血作用 ──────── レーザー光の干渉性
> 3. 光解離作用 ─────── 光子エネルギー
> 4. 光音響・機械作用 ──── パルスレーザー
> 5. 光化学作用 ─────── 光活性物質

◆キーワード

レーザ

◆解　説

　レーザ光は自然界に存在しない人工的であり、次のような特性をもつ。
・単色光である＝単一の波長（振幅）の光からなる　・干渉性（コヒーレンス）が高い
・指向性が高い　・収束性に優れる。

　レーザ光は生体組織に対し、光熱作用、光音響作用、光機械作用、光化学作用、光解離作用などを及ぼすことが知られている。光熱作用とは、生体組織にレーザ光が吸収され熱が発生することをいう。これらの作用を利用したさまざまな治療装置が開発されている。また、レーザ光は発振方式によって、連続レーザとパルスレーザとに区別することができる。

1. レーザ光は収束性に優れているため、非常に狭い面積にエネルギーを集めることができる。このようにして高いエネルギーのレーザ光を生体組織に照射すると、レーザの光熱作用によって組織を蒸散（ablation）させることができ、これを直線上に行えば切開となる。
2. レーザの光熱作用によってタンパク質が熱変性し組織が収縮することを利用して、出血している血管断端を閉じて止血することができる。このときに用いるレーザの単位面積当たりの強度は、切開を行う際よりも小さい。これらはレーザ光のもつ干渉性とは関係がない。
3. 物質に与えられた光子エネルギーが原子間結合の解離エネルギーよりも高いとき、分子の結合が切断され、原子、ラジカル、イオンに解離する。これを光解離という。
4. 瞬間的に強いパワーを出力できるパルスレーザを生体組織に照射すると、瞬間的な熱膨張に伴って音波が発生する。これを光音響作用という。発生した音波が生体組織内を伝播するなかで、音響的非線形効果によって音速を超え、衝撃波を生むことがある。この衝撃波を利用して結石などの硬組織を破砕することができ、このような光の作用を光機械作用という。
5. 光感受性物質のフォトフリン（ヘマトポルフィリン誘導体）やレザフィリンは、レーザ光を照射することによって化学的な反応を引き起こす。このような光の作用を光化学作用といい、これらの物質は励起状態から基底状態に戻る際のエネルギー転換により活性酸素を生じるため、その細胞毒性を利用して腫瘍の光線力学的療法（PDT）に用いられる。本設問でいう光活性物質とはこの光感受性物質を指している。

[正解　2]

<文　献>

中島章夫ほか　編：臨床工学講座　生体物性・医用材料工学．医歯薬出版．2010．P97〜P115
日本生体医工学会ME技術教育委員会　監：MEの基礎知識と安全管理．南江堂．2008．P359〜P364
谷田貝豊彦ほか　編：光の百科事典．丸善出版．2011．P303〜P309

◆過去5年間に出題された関連問題

該当なし

[26回-午後-問題88] ガンマ線滅菌が**適さない**材料はどれか。（生体物性材料工学）
1. 塩化ビニル
2. テフロン
3. セルロース
4. ポリスルホン
5. ポリエチレン

◆キーワード

滅菌法　ガンマ線滅菌　高分子材料

◆解説

　材料の滅菌には、高圧蒸気滅菌、乾熱滅菌、EOG（エチレンオキサイドガス）滅菌、放射線滅菌、濾過滅菌などの方法が用いられる。

　ガンマ線滅菌は放射線滅菌の一種で、コバルト60を線源として放出されるガンマ線の電離作用により、核酸やタンパク質に損傷を与えるものである。ガンマ線は透過性が高く梱包状態で滅菌可能であったり、材料に耐熱性が不要であったりするなど幅広い材料に適用できることが長所であるが、一部の高分子材料に対しては劣化を招くことや着色または照射臭を発生することがあるため注意が必要である。ただし、製品の使用条件に応じて滅菌線量の範囲での劣化の程度が許容できればガンマ線滅菌が適用されることもある。着色や照射臭についても同様である。なお、ガンマ線滅菌の処理条件は室温で数時間で行われるが、特殊施設が必要で高コストとなる短所もある。

＜放射線に対する安定性が劣る材料＞
　テフロン（ポリテトラフルオロエチレン）、ブチルゴム、ポリプロピレン、セルロース、ポリアセタール
＜放射線により着色する可能性がある材料＞
　ポリ塩化ビニル、ポリメチルメタクリレート、アクリロニトリル・ブタジエン・スチレン（ABS）、
　ポリカーボネート、ポリプロピレン、ポリエチレン、ポリアミド

1. ポリ塩化ビニル（PVC）はガンマ線に対する安定性が良好である。ただし黄色に着色することがある。
2. テフロンはガンマ線に対して非常に不安定であり、低線量の照射でも著しく劣化する。
3. セルロースはガンマ線に対する安定性が高いとは言えないが、滅菌線量の範囲ではその性質を保持できる。
4. ガンマ線滅菌済みポリスルホン中空糸膜が透析治療において実用化されている。
5. ポリエチレンはガンマ線に対する安定性が優れている。ただし黄色に着色することがある。

[正解　2]

＜文献＞
　中島章夫ほか　編：臨床工学講座　生体物性・医用材料工学．医歯薬出版．2010．P145～P147

◆過去5年間に出題された関連問題
　[22回-午前-問題22]　　[24回-午後-問題88]

[26回-午後-問題89] 材料の血液適合性に関係するのはどれか。（生体物性材料工学）
a. 溶血
b. 血栓形成
c. 被包化
d. 肉芽形成
e. 補体活性化

1. a、b、c　　2. a、b、e　　3. a、d、e　　4. b、c、d　　5. c、d、e

◆キーワード

血液適合性　毒性反応　異物反応

◆解説
　血液に接触する医療機器や原材料の血液適合性を評価するために行われる生物学的安全性評価として、血液適合性試験がある。この試験は血栓形成、血液凝固、血小板、血液学的項目、補体系の5つの試験項目に分類される。なお、血液との接触期間が極めて短いランセット、皮下針などの医療機器に血液適合性試験を行う必要はない。

a. 材料が血液と接触した際に溶け出す物質が溶血毒性を示すことがある。
b. 材料表面へのタンパク質の吸着・変性により、内因系凝固機構による血液凝固が開始されることがある。
c. 被包化はカプセル化ともいい、異物のうち吸収・排除されにくいものに対し、周囲に肉芽組織を形成した後に結合組織からなる硬い線維状の被膜で包み込むことである。血液との接触は関与しない。
d. 材料の刺激により炎症が惹起され、増殖した線維芽細胞がコラーゲンを産生し材料の周囲に肉芽組織が形成されることがある。血液との接触は関与しない。
e. 補体活性化は血液中で起こる生体防御機構の一種で、材料表面の抗原基が引き金となって起こるタンパク質の連鎖反応である。

[正解　2]

<文献>
古薗勉ほか　著：新版ヴィジュアルでわかるバイオマテリアル．秀潤社．2011．P32～P37、P134
中島章夫ほか　編：臨床工学講座　生体物性・医用材料工学．医歯薬出版．2010．P174～P196

◆過去5年間に出題された関連問題
　[22回-午前-問題90]

【26回-午後-問題90】 イオン結合を形成する物質はどれか。(生体物性材料工学)
1. ダイヤモンド
2. 水
3. メタン
4. ブドウ糖
5. 炭酸水素ナトリウム(重曹)

◆キーワード

化学結合　イオン結合　共有結合

◆解　説

イオン結合は、陽イオンと陰イオンとの間の静電引力により形成される化学結合である。

1. ダイヤモンドは炭素原子Cが共有結合によって規則的に配列した共有結晶である。
2. 水はH_2Oで表され、各原子が共有結合してできた分子である。また水分子間では水素結合が形成される。
3. メタンはCH_4で表され、各原子が共有結合してできた分子である。
4. ブドウ糖はグルコースともいい、$C_6H_{12}O_6$で表され、各原子が共有結合してできた分子である。
5. 炭酸水素ナトリウム(重曹)は$NaHCO_3$で表される塩で、陽イオンのNa^+と陰イオンのHCO_3^-のイオン結合によって生じる化合物である。

［正解　5］

◆**過去5年間に出題された関連問題**

該当なし

第26回臨床工学技士国家試験

問 題

第26回臨床工学技士国家試験問題　午前

[26回-午前-問題1] 個人情報保護について**誤っている**のはどれか。（医学概論）
1. 患者の住所は保護の対象となる。
2. 院内で患者の治療のためにスタッフ間で情報共有する場合は対象外である。
3. 五十音順に並べられた患者名の一覧表は保護の対象となる。
4. コンピュータで検索可能な状態にされた患者名データは保護の対象となる。
5. 死亡した患者名の一覧表は保護の対象となる。

[26回-午前-問題2] 公的医療保険で**誤っている**のはどれか。（医学概論）
1. 現物給付である。
2. 患者負担割合は一律3割である。
3. 保険点数は実施した診療行為ごとに定められている。
4. 大きくは被用者保険、国民健康保険、後期高齢者医療に分けられる。
5. 我が国では国民皆保険が実現されている。

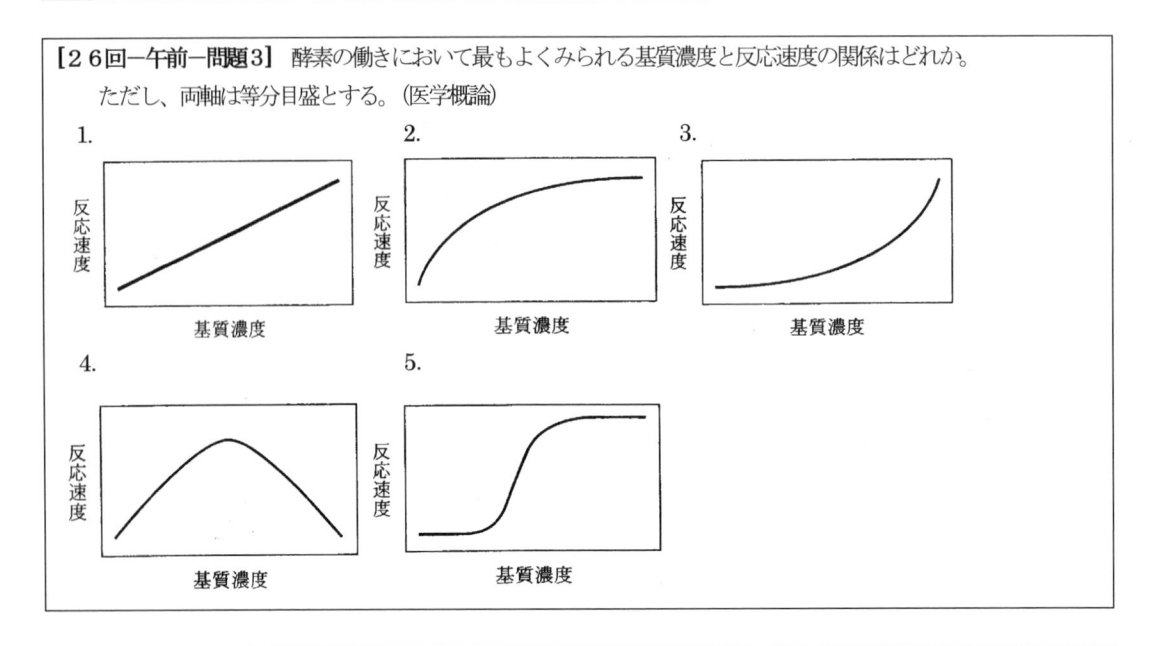

[26回-午前-問題3] 酵素の働きにおいて最もよくみられる基質濃度と反応速度の関係はどれか。ただし、両軸は等分目盛とする。（医学概論）

1. （反応速度 vs 基質濃度：直線的に増加）
2. （反応速度 vs 基質濃度：飽和曲線）
3. （反応速度 vs 基質濃度：指数的に増加）
4. （反応速度 vs 基質濃度：山型）
5. （反応速度 vs 基質濃度：S字型）

[26回-午前-問題4] 薬物の生物学的半減期を延長させるのはどれか。（医学概論）
a. 消化管からの吸収能力の低下
b. 血液から各組織への移行速度の低下
c. 肝臓の代謝能力の低下
d. 腎臓の排泄能力の低下
e. 総投与量の減少

1. a、b　　2. a、e　　3. b、c　　4. c、d　　5. d、e

【26回−午前−問題5】 遺伝子損傷の可能性が最も高いのはどれか。（医学概論）
1. 心電図検査
2. 超音波検査
3. エックス線検査
4. MRI検査
5. スパイロメトリー

【26回−午前−問題6】 ヘモグロビンの酸素解離曲線を図に示す。
$P_{O_2}=100mmHg$ で酸素を結合した10gのヘモグロビンは $P_{O_2}=40mmHg$ ではおよそ何mLの酸素を放出するか。
ただし、1gのヘモグロビンは1.34mLの酸素を結合できる。（医学概論）
1. 3
2. 5
3. 8
4. 10
5. 13

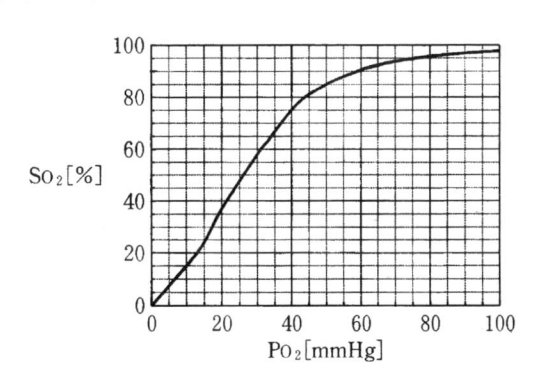

【26回−午前−問題7】 誤っているのはどれか。（医学概論）
1. 左心房と左心室の間には僧帽弁がある。
2. 冠状動脈は上行大動脈起始部から出る。
3. 小腸の静脈血は門脈に集められる。
4. 胸管は右静脈角に入る。
5. 動脈壁は3層からなる。

【26回−午前−問題8】 誤っているのはどれか。（医学概論）
1. 糖質コルチコイドはステロイドホルモンである。
2. カルシトニンは甲状腺から分泌される。
3. 水溶性ホルモンの受容体は細胞膜表面にある。
4. バソプレッシンは下垂体前葉から分泌される。
5. サイロキシンはヨウ素を含む。

【26回-午前-問題9】 皮膚について**誤っている**のはどれか。(医学概論)
1. 鳥肌が立つのは立毛筋の作用による。
2. アポクリン汗腺は背中に多い。
3. メラニン色素には日光紫外線による遺伝子損傷を防ぐ効果がある。
4. エクリン汗腺は体温調節に関与している。
5. 褥瘡は体位変換ができない患者によくみられる。

【26回-午前-問題10】 ショックの全身性反応で**ない**のはどれか。(臨床医学総論)
1. 頻脈
2. 尿量減少
3. 皮膚乾燥
4. 末梢血管虚脱
5. 顔面蒼白

【26回-午前-問題11】 肺癌による圧迫・浸潤が原因で発生する症状で**ない**のはどれか。(臨床医学総論)
1. 嚥下困難
2. 嗄声
3. ホルネル徴候
4. 上大静脈症候群
5. クッシング症候群

【26回-午前-問題12】 慢性閉塞性肺疾患(COPD)の呼吸機能検査所見で**誤っている**のはどれか。(臨床医学総論)
1. 最大換気量の減少
2. 1秒率の低下
3. 努力肺活量の増加
4. 気道抵抗の増加
5. 静肺コンプライアンスの増加

【26回-午前-問題13】 二次性低血圧症の原因となるのはどれか。(臨床医学総論)
a. 脱水
b. 心不全
c. 甲状腺機能亢進症
d. 褐色細胞腫
e. アジソン病

1. a、b、c　　2. a、b、e　　3. a、d、e　　4. b、c、d　　5. c、d、e

【26回-午前-問題14】 心房細動の治療で正しいのはどれか。（臨床医学総論）
a. 非同期電気的除細動
b. 冠動脈バイパス術
c. ステント治療
d. カテーテル焼灼術
e. メイズ（Maze）手術

1. a、b　　2. a、e　　3. b、c　　4. c、d　　5. d、e

【26回-午前-問題15】 原発性副甲状腺機能低下症で認められる所見はどれか。（臨床医学総論）
a. 多飲・多尿
b. 消化性潰瘍
c. 高リン血症
d. テタニー症状
e. 骨塩量低下

1. a、b　　2. a、e　　3. b、c　　4. c、d　　5. d、e

【26回-午前-問題16】 病原体と疾患との組合せで**誤っている**のはどれか。（臨床医学総論）
1. ニューモシスチス・ジロベチ ――――― 肺　炎
2. マイコプラズマ ――――――――――― 肺　炎
3. ロタウイルス ―――――――――――― 下痢症
4. クロストリジウム・ディフィシル ―― 偽膜性腸炎
5. ヒトパピローマウイルス ―――――― 卵巣癌

【26回-午前-問題17】 ネフローゼ症候群の診断に必須なのはどれか。（臨床医学総論）
a. 尿　量 ≦ 500mL/日
b. 尿蛋白 ≧ 3.5g/日
c. 血清総蛋白 ≦ 6.0g/dL
d. 血清カリウム ≧ 6mEq/L
e. 糸球体濾過量 ≦ 60mL/分/1.73m^2

1. a、b　　2. a、e　　3. b、c　　4. c、d　　5. d、e

【26回-午前-問題18】 尿路感染症のリスク因子で**ない**のはどれか。（臨床医学総論）
1. 糖尿病
2. 尿路結石
3. 神経因性膀胱
4. 利尿剤投与
5. 尿道カテーテル留置

【26回-午前-問題19】 肝硬変の重症度分類（Child-Pugh 分類）の指標でないのはどれか。（臨床医学総論）
1. 血清ビリルビン
2. 血清アルブミン
3. 貧血
4. 脳症
5. プロトロンビン時間

【26回-午前-問題20】 さじ状爪が認められる貧血はどれか。（臨床医学総論）
1. 巨赤芽球性貧血
2. 鉄欠乏性貧血
3. 自己免疫性溶血性貧血
4. 遺伝性球状赤血球症
5. 発作性夜間ヘモグロビン尿症

【26回-午前-問題21】 表面麻酔の適応でないのはどれか。（臨床医学総論）
a. 抜歯処置
b. 胃内視鏡検査
c. 気管支鏡検査
d. リンパ節生検
e. 黒子切除

1. a、b、c　　2. a、b、e　　3. a、d、e　　4. b、c、d　　5. c、d、e

【26回-午前-問題22】 動脈血酸素飽和度について正しいのはどれか。（臨床医学総論）
a. 動脈血中の酸素の濃度を示す。
b. 動脈血中の酸素の分圧を示す。
c. 酸素と結合しているヘモグロビンの割合を示す。
d. パルスオキシメトリーは近赤外光を利用している。
e. 酸素分圧が200mmHgでは酸素飽和度は100%を超える。

1. a、b　　2. a、e　　3. b、c　　4. c、d　　5. d、e

【26回-午前-問題23】 空気感染するのはどれか。（臨床医学総論）
a. 麻疹
b. C型肝炎
c. 流行性角結膜炎
d. 風疹
e. 結核

1. a、b、c　　2. a、b、e　　3. a、d、e　　4. b、c、d　　5. c、d、e

[26回-午前-問題24] 手指消毒に**適さない**のはどれか。（臨床医学総論）
1. 逆性石けん
2. グルタラール（グルタールアルデヒド）
3. クロルヘキシジン
4. ポビドンヨード
5. エチルアルコール

[26回-午前-問題25] 正しい組合せはどれか。（臨床医学総論）
a. 葉酸欠乏 ―――――――― 壊血病
b. ビタミンB_2欠乏 ――――― 脚　気
c. ビタミンA欠乏 ――――――― 夜盲症
d. 鉄過剰 ――――――――― ヘモクロマトーシス
e. 亜鉛欠乏 ―――――――― 味覚障害

1. a、b、c　　2. a、b、e　　3. a、d、e　　4. b、c、d　　5. c、d、e

[26回-午前-問題26] 誤差について正しいのはどれか。（生体計測装置学）
1. 計測器の目盛りの読み間違いによって偶然誤差が生じる。
2. 計測器の校正を怠ると系統誤差が生じる。
3. 量子力学的現象によって量子化誤差が生じる。
4. 過失誤差は測定者によらず一定である。
5. n回の測定値を平均すると理論的誤差は$1/n$となる。

[26回-午前-問題27] トランスデューサが備えるべき条件で**ない**のはどれか。（生体計測装置学）
1. 測定対象に対する選択性が良いこと
2. 測定すべき範囲内で直線性が保たれていること
3. 測定対象の持つ信号の応答速度をカバーできること
4. 生体に結合したとき生体の状態を乱さないこと
5. 信号対雑音比を小さくできること

[26回-午前-問題28] 心電計について**誤っている**のはどれか。（生体計測装置学）
a. 右手と左手の電極を入れ替えるとⅠ誘導の極性が変わる。
b. aV_Fは心臓の下壁の情報を反映している。
c. aV_RはⅠ、Ⅱ、Ⅲ誘導の任意の2つから算出できる。
d. QRS平均電気軸は単極胸部誘導から求める。
e. 単極胸部誘導は右足の電極を基準にした電位差を記録する。

1. a、b　　2. a、e　　3. b、c　　4. c、d　　5. d、e

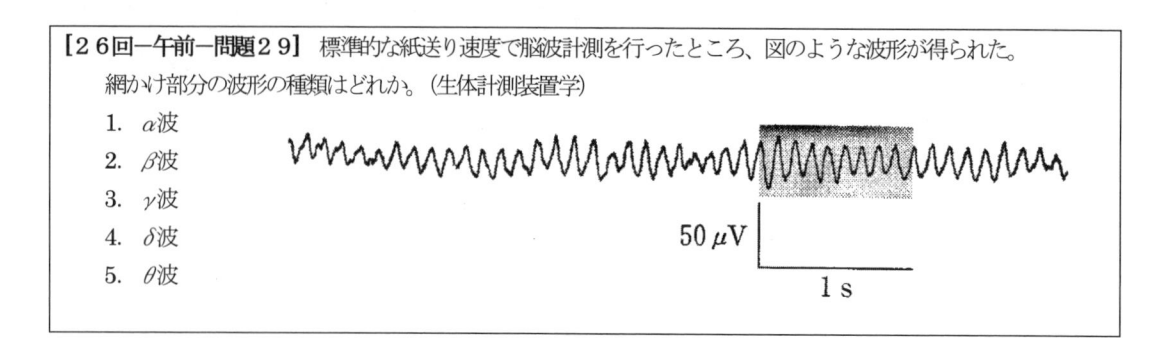

【26回―午前―問題29】 標準的な紙送り速度で脳波計測を行ったところ、図のような波形が得られた。網かけ部分の波形の種類はどれか。（生体計測装置学）

1. α波
2. β波
3. γ波
4. δ波
5. θ波

50 μV
1 s

【26回―午前―問題30】 正しいのはどれか。（生体計測装置学）
a. 生体内では光散乱は少ない。
b. 生体内の光吸収は主にヘモグロビンと皮膚のメラニンによる。
c. 光によるヘモグロビンの酸素飽和度測定には複数の波長が用いられる。
d. 光電式脈波計によって血流量の波形が得られる。
e. パルスオキシメータは動脈の血流量を測定できる。

1. a、b　　2. a、e　　3. b、c　　4. c、d　　5. d、e

【26回―午前―問題31】 トランジットタイム型超音波血流計の特徴で**誤っている**のはどれか。（生体計測装置学）
a. 計測前にゼロ点補正が必要である。
b. 複数チャネルの同時計測が可能である。
c. ポリ塩化ビニル製体外循環回路で計測できる。
d. 外径1mm程度の動脈で計測できる。
e. 電磁血流計よりも電磁的干渉を受けやすい。

1. a、b　　2. a、e　　3. b、c　　4. c、d　　5. d、e

【26回―午前―問題32】 正しいのはどれか。（生体計測装置学）
a. エックス線検査では人体を透過したエックス線を画像化する。
b. 超音波検査では体内から発生する音波をとらえる。
c. PETの検査では体外からγ線を照射する。
d. SPECTの検査では体内からのβ線をとらえる。
e. MRIの検査では人体に磁場を与える。

1. a、b　　2. a、e　　3. b、c　　4. c、d　　5. d、e

【26回―午前―問題33】 治療機器の出力の波長が短い順に並んでいるのはどれか。（医用治療機器学）
1. マイクロ波治療器 ＜ レーザー手術装置 ＜ 電気メス
2. マイクロ波治療器 ＜ 電気メス ＜ 超短波治療器
3. レーザー手術装置 ＜ 電気メス ＜ 超短波治療器
4. レーザー手術装置 ＜ 超短波治療器 ＜ 電気メス
5. 超短波治療器 ＜ 電気メス ＜ レーザー手術装置

[２６回-午前-問題３４] 生体組織における2450MHzのマイクロ波のおよその波長[cm]はどれか。ただし、光速を3.0×10^8m/s、生体組織の比誘電率を36とする。(医用治療機器学)

1. 1.0
2. 1.5
3. 2.0
4. 3.0
5. 6.0

[２６回-午前-問題３５] 心・血管のインターベンション（PCI）治療について**誤っている**のはどれか。(医用治療機器学)

a. PCI治療前には冠動脈CT検査が有用である。
b. 冠動脈再狭窄率は金属ステントよりも薬剤溶出ステントの方が高い。
c. PCI治療中には経胸壁心臓超音波診断装置が必要である。
d. ロータブレータでは一時的な冠動脈血液の減少が起こる。
e. 高リスク例ではIABPが必要である。

1. a、b　　2. a、e　　3. b、c　　4. c、d　　5. d、e

[２６回-午前-問題３６] フィンガー式輸液ポンプで使用されているセンサーについて**誤っている**のはどれか。(医用治療機器学)

1. チューブの膨張から輸液回路の閉塞を検出する。
2. 超音波の透過量によって気泡の混入を検出する。
3. 赤外線の受光量によって滴下数を検出する。
4. ホールセンサを用いてドアの開閉状態を検出する。
5. 加圧板を用いて輸液セットの種類を検出する。

[２６回-午前-問題３７] 内視鏡機器および関連機器について正しいのはどれか。(医用治療機器学)

a. カプセル内視鏡は小腸病変の診断に有用である。
b. 光ファイバーの屈折率はコアよりもクラッドの方が高い。
c. 直腸鏡は軟性鏡である。
d. ファイバースコープ内部はファイバーとチャネルからなる。
e. 気腹装置は腹腔鏡下手術に用いられる。

1. a、b、c　　2. a、b、e　　3. a、d、e　　4. b、c、d　　5. c、d、e

[２６回-午前-問題３８] 医療機器と注意すべき点との組合せで適切で**ない**のはどれか。(医用機器安全管理学)

1. 観血式血圧モニタ ――――― ミクロショック
2. パルスオキシメータ ――――― 紅斑
3. 経皮的酸素分圧測定装置 ―― 熱傷
4. レーザー手術装置 ――――― 眼障害
5. 超音波凝固切開装置 ――――― キャビテーション

【26回—午前—問題39】 JIS T 0601-1：1999 による医用電気機器の分類で正しいのはどれか。（医用機器安全管理学）

1. クラスⅠ機器の追加保護手段は基礎絶縁である。
2. クラスⅡ機器で強化絶縁の場合の絶縁は一重でよい。
3. 内部電源機器の内部電源には充電式電池を用いてはならない。
4. CF形装着部は除細動器の高電圧にも耐えなければならない。
5. BF形装着部はミクロショックによる心室細動を防護できる。

【26回—午前—問題40】 JIS T 1022：2006 で最高カテゴリー（カテゴリーA）に分類される医用室はどれか。（医用機器安全管理学）

1. 人工透析室
2. 心臓カテーテル室
3. 心電図室
4. CT室
5. 未熟児室

【26回—午前—問題41】 JIS T 0601-1：1999 による電気的安全性点検方法について正しいのはどれか。（医用機器安全管理学）

a. 漏れ電流は電源プラグを正極性として測定する。
b. 絶縁外装の機器は外装漏れ電流を測定する必要がない。
c. B形装着部の患者漏れ電流Ⅲは測定する必要がない。
d. 患者測定電流は測定器を装着部の2本のリード線間に挿入して測定する。
e. 接地漏れ電流の単一故障状態は保護接地線の断線を模擬して測定する。

1. a、b   2. a、e   3. b、c   4. c、d   5. d、e

【26回—午前—問題42】 図に示すピン方式の配管端末器の識別色は何色か。（医用機器安全管理学）

1. 緑
2. 黄
3. 青
4. 灰
5. 黒

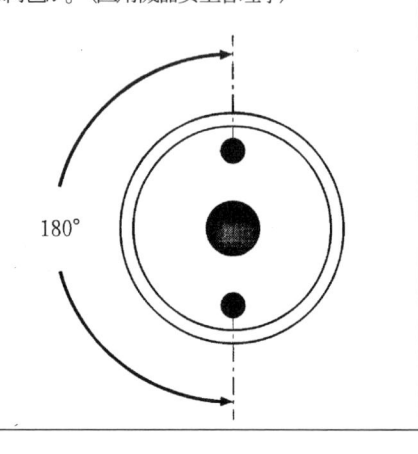

[26回-午前-問題43] 図の並列システムの全体の信頼度はいくらか。
ただし、各要素の信頼度Rはすべて0.800とする。(医用機器安全管理学)

1. 0.266
2. 0.512
3. 0.800
4. 0.960
5. 0.992

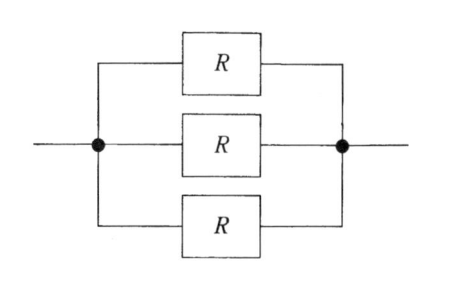

[26回-午前-問題44] 医用電気機器が電磁波を受けてもそれに耐え得る能力はどれか。(医用機器安全管理学)

1. EMC
2. EMI
3. SAR
4. エミッション
5. イミュニティ

[26回-午前-問題45] 6cm離れた2点A、Bにそれぞれ Q[C]、4Q[C]の正の点電荷がある。
3個目の点電荷を線分AB上に置くとき、これに働く力がつりあうAからの距離[cm]はどれか。(医用電気電子工学)

1. 1.0
2. 1.2
3. 1.5
4. 2.0
5. 3.0

[26回-午前-問題46] 巻数20回のコイルを貫く磁束数が3秒間に0.5Wbから2.0Wbまで一定の割合で変化した。コイルに発生する電圧[V]はどれか。(医用電気電子工学)

1. 8.3
2. 10
3. 40
4. 75
5. 90

【26回—午前—問題47】 $R[\Omega]$の抵抗12個を図のように上下左右対称に接続したとき、ab間の合成抵抗はRの何倍か。(医用電気電子工学)
1. 0.5
2. 1
3. 1.5
4. 2
5. 3

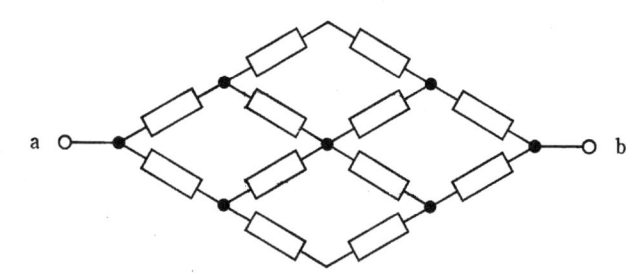

【26回—午前—問題48】 最大目盛10Vの電圧計に32kΩの倍率器を直列接続すると測定可能な最大電圧が50Vになった。この電圧計の内部抵抗[kΩ]はどれか。(医用電気電子工学)
1. 1.6
2. 4.0
3. 6.4
4. 8.0
5. 16

【26回—午前—問題49】 図に示す回路の時定数[s]はどれか。(医用電気電子工学)
1. 0.40
2. 2.5
3. 5.0
4. 7.0
5. 10

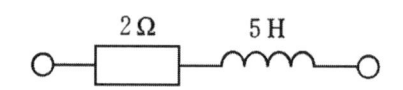

【26回—午前—問題50】 電界効果トランジスタ(FET)について誤っているのはどれか。(医用電気電子工学)
a. FETには接合形と金属酸化膜形の二種類がある。
b. MOS-FETは金属—酸化膜—半導体の構造をもつ。
c. FETのn形チャネルのキャリアは正孔である。
d. FETではゲート電流でドレイン電流を制御する。
e. FETの入力インピーダンスはバイポーラトランジスタに比べて大きい。

1. a、b   2. a、e   3. b、c   4. c、d   5. d、e

[26回―午前―問題51] 図の回路について、入力電圧v_iと電圧v_mの間に成り立つ関係式で正しいのはどれか。ただし、Aは理想演算増幅器とする。(医用電気電子工学)

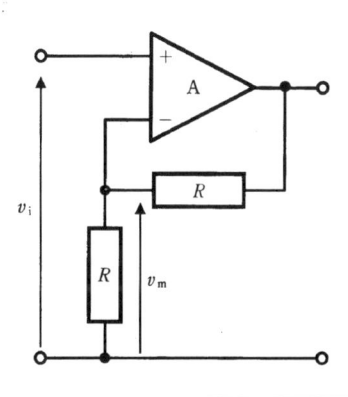

1. $v_m = -2v_i$
2. $v_m = -v_i$
3. $v_m = 0$
4. $v_m = v_i$
5. $v_m = 2v_i$

[26回―午前―問題52] 図の回路において時刻$t=0$sでスイッチを閉じた。出力電圧V_oの経過を表す式はどれか。
ただし、コンデンサの初期電荷はゼロとし、Aは理想演算増幅器とする。(医用電気電子工学)

1. $V_o = 2t$
2. $V_o = -2t$
3. $V_o = 0$
4. $V_o = \dfrac{1}{2}t$
5. $V_o = -\dfrac{1}{2}t$

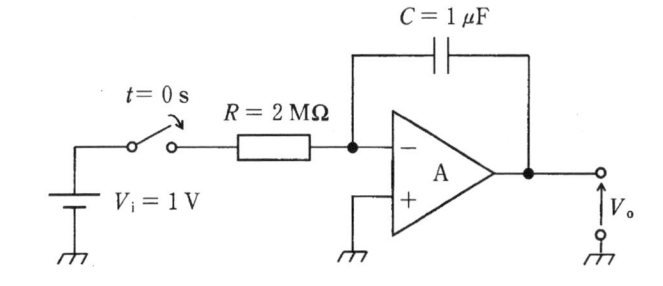

【26回―午前―問題53】 図に示すような波形の入力電圧v_iが加えられたとき、出力電圧v_oの波形を出力する回路はどれか。
ただし、ダイオードは理想ダイオードとする。(医用電気電子工学)

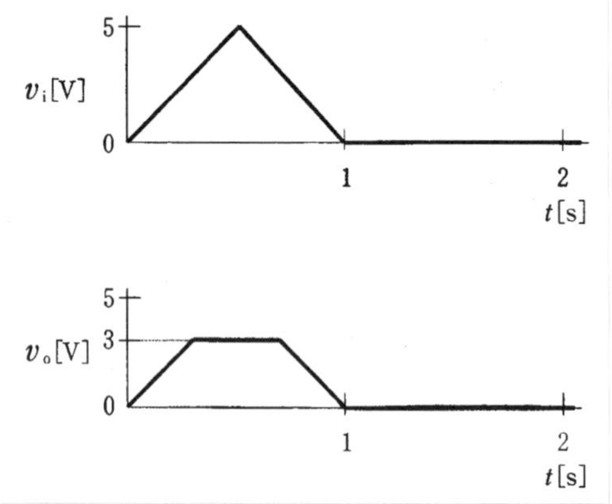

1. 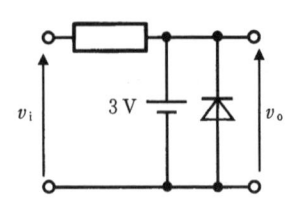
2. 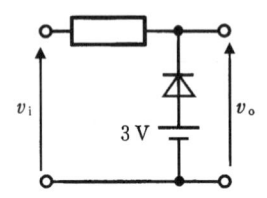
3. 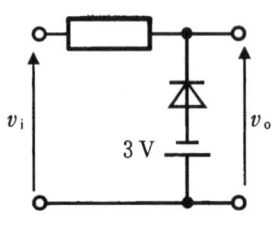
4. 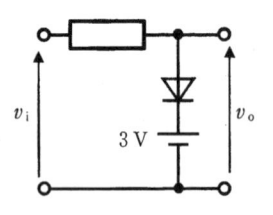
5.

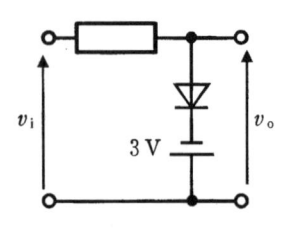

[26回-午前-問題54] 図の回路で V_a が5V、V_b が3Vのとき、V_c [V]はどれか。
ただし、ダイオードは理想ダイオードとする。（医用電気電子工学）
1. －2
2. 2
3. 3
4. 5
5. 8

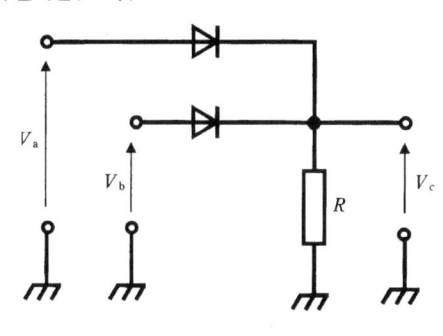

[26回-午前-問題55] パルス符号変調はどれか。（医用電気電子工学）
1. PAM
2. PCM
3. PFM
4. PPM
5. PWM

[26回-午前-問題56] 書き込まれた情報を変更できないのはどれか。（医用電気電子工学）
1. ハードディスク
2. CD-R
3. USBフラッシュメモリー
4. フロッピーディスク
5. SSD

[26回-午前-問題57] 図のフローチャートに基づいて作成したプログラムを実行したときのSUMの値はどれか。（医用電気電子工学）
1. 4
2. 5
3. 6
4. 10
5. 21

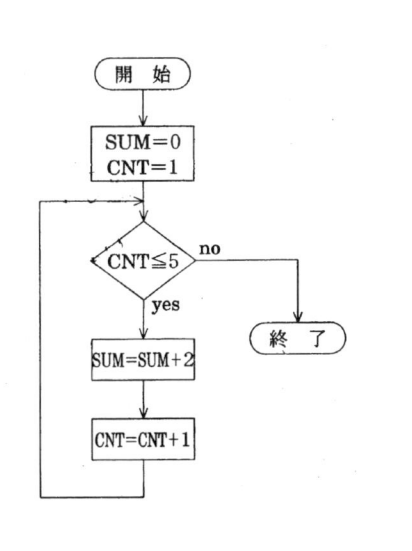

【26回—午前—問題58】 16進数1Aに16進数15を加算した結果を10進数で表したのはどれか。（医用電気電子工学）
1. 27
2. 32
3. 37
4. 42
5. 47

【26回—午前—問題59】 円で表される集合A、B、Cがある。
図の網かけ部分に対応する論理式はどれか。（医用電気電子工学）
1. A・(B+C)
2. B・(A+C)
3. A+B・C
4. B+A・C
5. C+A・B

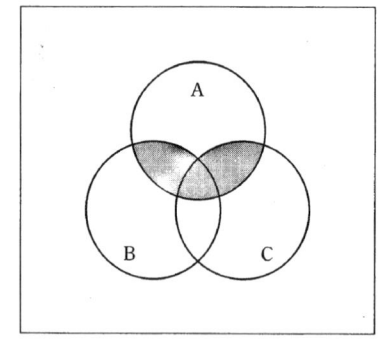

【26回—午前—問題60】 0〜8Vの範囲で動作する12bitのAD変換器がある。
およその分解能[mV]はどれか。（医用電気電子工学）
1. 1
2. 2
3. 4
4. 8
5. 16

[26回−午前−問題61] 周期2秒の正弦波をフーリエ変換して得られるパワースペクトルはどれか。(医用電気電子工学)

1. パワー、0.5 Hz にピーク
2. パワー、1.0 Hz にピーク
3. パワー、2.0 Hz にピーク
4. パワー、0.5, 1.0, 1.5 Hz にピーク
5. パワー、1.0, 2.0 Hz にピーク

[26回−午前−問題62] 図のブロック線図の伝達関数(Y/X)はどれか。(医用電気電子工学)

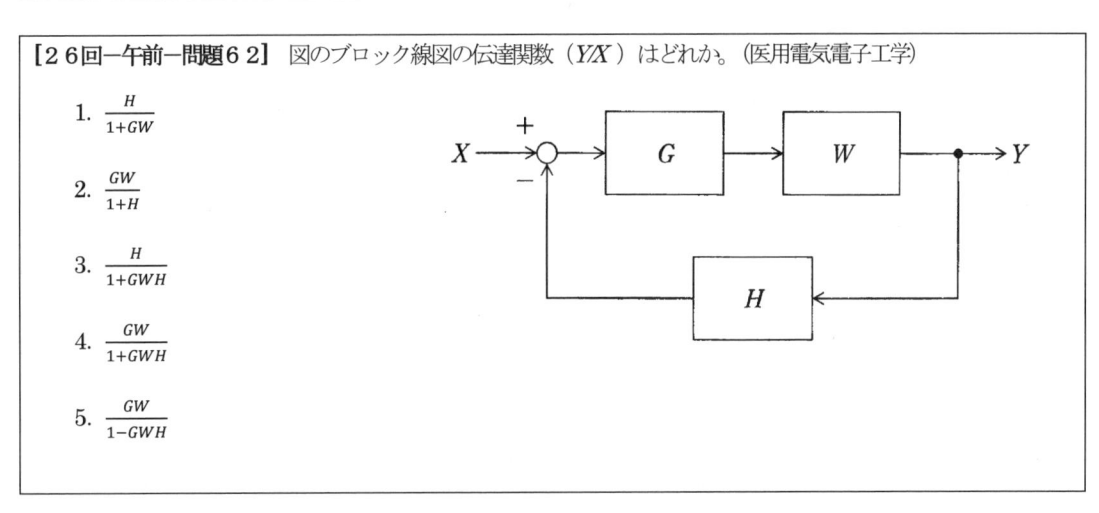

1. $\dfrac{H}{1+GW}$
2. $\dfrac{GW}{1+H}$
3. $\dfrac{H}{1+GWH}$
4. $\dfrac{GW}{1+GWH}$
5. $\dfrac{GW}{1-GWH}$

[26回−午前−問題63] 超音波ネブライザで起こりうる問題点で**ない**のはどれか。(生体機能代行装置学)

1. 薬剤変性
2. 低酸素血症
3. ガス交換障害
4. 水分過剰供給
5. エアゾルの口腔内過剰沈着

【26回−午前−問題64】 パルスオキシメトリーに影響を及ぼす可能性が**ない**のはどれか。（生体機能代行装置学）
1. 体　動
2. 発　熱
3. 末梢循環不全
4. 室内光
5. 電気メス

【26回−午前−問題65】 死腔について正しいのはどれか。（生体機能代行装置学）
a. 呼吸細気管支は解剖学的死腔である。
b. 人工鼻は死腔でない。
c. 肺血栓塞栓症では死腔が増加する。
d. 生理学的死腔率（V_D/V_T）の基準値は約0.3である。
e. 呼吸パターンは死腔に影響しない。

1. a、b　　2. a、e　　3. b、c　　4. c、d　　5. d、e

【26回−午前−問題66】 人工呼吸器の換気設定で$PaCO_2$を規定するのはどれか。（生体機能代行装置学）
a. 換気回数
b. 1回換気量
c. 吸気終末休止（EIP）
d. 呼気終末陽圧（PEEP）
e. 吸入酸素濃度（FIO_2）

1. a、b　　2. a、e　　3. b、c　　4. c、d　　5. d、e

【26回−午前−問題67】 人工呼吸中のファイティングの原因で**ない**のはどれか。（生体機能代行装置学）
1. 疼　痛
2. 低酸素血症
3. アシドーシス
4. 麻　薬
5. 痰づまり

【26回−午前−問題68】 高気圧酸素治療の治療圧力[ATA]の最高値はどれか。（生体機能代行装置学）
1. 0.3
2. 1.0
3. 1.4
4. 3.0
5. 5.0

[26回-午前-問題69] 人工心肺装置に用いる血液ポンプについて正しいのはどれか。(生体機能代行装置学)
1. ローラポンプではポンプ停止時の逆流が生じやすい。
2. ローラポンプでは血液損傷は遠心ポンプよりも軽度である。
3. 遠心ポンプでは回路閉塞時に回路破裂の危険性が大きい。
4. 遠心ポンプでは駆出される血液量は回転数に正比例する。
5. 遠心ポンプでは駆出される血液量は後負荷が高いほど減少する。

[26回-午前-問題70] 中空糸多孔質膜を用いた膜型肺について正しいのはどれか。(生体機能代行装置学)
a. 血漿蛋白が膜に吸着すると中空糸は疎水性になる。
b. 血液と酸素は直接接触しない。
c. 外部灌流型は内部灌流型よりも圧損が小さい。
d. 外部灌流型は血液が外部、ガスが内部を通る。
e. 外部灌流型は内部灌流型よりも血流は層流になりやすい。

1. a、b　　2. a、e　　3. b、c　　4. c、d　　5. d、e

[26回-午前-問題71] 人工心肺による体外循環について正しいのはどれか。(生体機能代行装置学)
a. 血小板数が低下する。
b. インスリン分泌が減少する。
c. 炎症性サイトカインが放出される。
d. 血清遊離ヘモグロビンが低下する。
e. 心房性ナトリウム利尿ペプチド(ANP)分泌が低下する。

1. a、b、c　　2. a、b、e　　3. a、d、e　　4. b、c、d　　5. c、d、e

[26回-午前-問題72] 成人の中等度低体温での人工心肺操作条件で適切でないのはどれか。(生体機能代行装置学)
a. 平均動脈圧 ─────── 70mmHg
b. 送血流量 ─────── 120mL/min/kg
c. 中心静脈圧 ─────── 20mmHg
d. ヘモグロビン ─────── 6.0g/dL
e. 混合静脈血酸素飽和度 ─── 75%

1. a、b、c　　2. a、b、e　　3. a、d、e　　4. b、c、d　　5. c、d、e

[26回-午前-問題73] 人工心肺時のヘパリン及びプロタミンについて正しいのはどれか。(生体機能代行装置学)
1. ヘパリンでACTを200秒以上に保つ。
2. プロタミンによる中和は全てのカニューレを抜去してから行う。
3. プロタミンには血液凝固作用がある。
4. プロタミン投与時にみられる血圧低下は血管拡張作用による。
5. アンチトロンビンⅢ欠損症ではプロタミン抵抗性を示す。

【26回−午前−問題74】 人工心肺中の溶血と関連するのはどれか。（生体機能代行装置学）
a. 細い送血カニューレ
b. 細い脱血カニューレ
c. 低体温
d. ベント用ポンプの回転不足
e. 無血充填

1. a、b　　2. a、e　　3. b、c　　4. c、d　　5. d、e

【26回−午前−問題75】 透析液で誤っているのはどれか。（生体機能代行装置学）
1. アルカリ化剤として重炭酸ナトリウムや酢酸ナトリウムが含まれる。
2. 透析液組成を連続監視するため電気伝導度を測定する。
3. 透析液原水は逆浸透装置、活性炭濾過装置、軟水化装置の順に処理される。
4. 透析液のエンドトキシン濃度を低減するためにエンドトキシン阻止膜が用いられる。
5. 透析液原水として地下水を使うには水道法に準拠した水質の担保が必要である。

【26回−午前−問題76】 水処理装置で膜濾過を原理とするのはどれか。（生体機能代行装置学）
a. RO装置
b. 沈殿フィルター
c. 軟水化装置
d. 活性炭濾過装置
e. エンドトキシン捕捉フィルター

1. a、b、c　　2. a、b、e　　3. a、d、e　　4. b、c、d　　5. c、d、e

【26回−午前−問題77】 CAPDで正しいのはどれか。（生体機能代行装置学）
1. 循環動態に対する影響が小さい。
2. 透析不均衡症候群への注意が必要である。
3. 酸性透析液は生体適合性の面で有利である。
4. 浸透圧は透析液中のカリウム濃度で調整する。
5. 小分子量物質の除去効率は血液透析よりも高い。

【26回−午前−問題78】 血液透析の抗凝固療法で正しいのはどれか。（生体機能代行装置学）
1. アルガトロバンの半減期は2〜3時間である。
2. プロタミンは局所ヘパリン化法に用いられる。
3. 低分子ヘパリンはヘパリンよりも半減期が短い。
4. ヘパリンは出血病変を有する患者に使用できる。
5. メシル酸ナファモスタットは陰性に荷電している。

[26回-午前-問題79] 血液透析で正しいのはどれか。(生体機能代行装置学)
1. いかなる場合も抑制帯を用いて抜針事故を防ぐ。
2. 透析液温度が異常上昇すると溶血を起こす。
3. 誤穿刺をしても術者を交代せず責任を全うする。
4. 空気誤入時には患者を右側臥位とする。
5. 多人数用透析液供給装置では透析液濃度を連続監視する装置を1個以上備える。

[26回-午前-問題80] 質量m、速度vの物体の運動エネルギーと等しい運動エネルギーをもつ組合せはどれか。(医用機械工学)
1. 質量 $\frac{m}{9}$、速度 $3v$
2. 質量 $\frac{m}{2}$、速度 $2v$
3. 質量 $2m$、速度 $\frac{v}{2}$
4. 質量 $4m$、速度 $\frac{v}{8}$
5. 質量 $4m$、速度 $\frac{v}{16}$

[26回-午前-問題81] 30°の摩擦のない斜面にある質量10kgの箱を図のように保持するのに必要な力 F [N] はどれか。
ただし、重力加速度は9.8m/s² とする。(医用機械工学)
1. 0.9
2. 4.9
3. 9.8
4. 49
5. 98

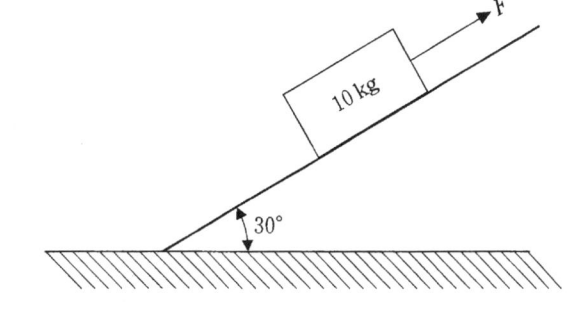

[26回-午前-問題82] 長さ1m、断面積 2×10^{-6} m²、ヤング率50MPa のシリコーンゴム製ロープに1kgの重りをぶら下げた。
ロープのおよその伸び[mm]はどれか。
ただし、重力加速度は9.8m/s² とする。(医用機械工学)
1. 0.1
2. 1
3. 10
4. 100
5. 1,000

【26回-午前-問題83】 水タンクをある高さに固定して内半径 r のチューブを接続したところ、流量 Q で流れた。
同じ長さで内半径 $2r$ のチューブを接続した場合の流量は Q の何倍か。
ただし、流れは層流であるとする。(医用機械工学)

1. $\frac{1}{16}$
2. $\frac{1}{4}$
3. 1
4. 4
5. 16

【26回-午前-問題84】 血圧と血液について正しいのはどれか。(医用機械工学)
a. 安静立位状態では平均動脈圧は測定部位にかかわらず同じである。
b. 動脈血圧のピーク値は体の部位によって異なる。
c. 脈波伝搬速度は血管壁が硬いほど大きい。
d. 四肢の静脈の血流は定常流である。
e. 収縮期血圧は一心拍中で動脈の直径が最小になった時の血圧である。

1. a、b   2. a、e   3. b、c   4. c、d   5. d、e

【26回-午前-問題85】 生体の電気的特性で誤っているのはどれか。(生体物性材料工学)
1. 活動電位の発生は生体の能動特性である。
2. 組織によっては異方性を示す。
3. 低周波では導電率が大きい。
4. 高周波では誘電率が小さい。
5. β分散は細胞膜と細胞質との構造に起因する。

【26回-午前-問題86】 生体中の超音波の性質で正しいのはどれか。(生体物性材料工学)
a. 横波である。
b. 可聴音よりも指向性が低い。
c. 可聴音よりも反射しにくい。
d. 空気に比べて筋組織での音速が大きい。
e. 周波数が高いほど減衰しやすい。

1. a、b   2. a、e   3. b、c   4. c、d   5. d、e

[26回-午前-問題87] 比熱が最も小さいのはどれか。(生体物性材料工学)
1. 骨格筋
2. 血管
3. 血液
4. 肝臓
5. 脂肪

[26回-午前-問題88] 生体における物質輸送で能動輸送がみられるのはどれか。(生体物性材料工学)
a. 尿細管におけるナトリウムイオンの移動
b. 小腸におけるグルコースの移動
c. 血液から肺胞への二酸化炭素の移動
d. 血液から組織への酸素の移動
e. 肺胞から血液への酸素の移動

1. a、b　　2. a、e　　3. b、c　　4. c、d　　5. d、e

[26回-午前-問題89] 医療機器の安全性試験として正しいのはどれか。(生体物性材料工学)
1. 溶出物試験は含まない。
2. 物性試験は含まない。
3. 生物学的試験は含まない。
4. 接触面積による分類がなされている。
5. 接触期間による分類がなされている。

[26回-午前-問題90] 感作性の強い金属はどれか。(生体物性材料工学)
a. 銀
b. 白金
c. カドミウム
d. クロム
e. ニッケル

1. a、b、c　　2. a、b、e　　3. a、d、e　　4. b、c、d　　5. c、d、e

第26回臨床工学技士国家試験問題　午後

【26回―午後―問題1】 我が国の人口統計（平成18年から22年）で正しいのはどれか。（医学概論）
1. 悪性新生物の粗死亡率は10万人あたり約50人である。
2. 年齢調整死亡率は粗死亡率よりも高い。
3. 1年間の死亡数は100万人を超えている。
4. 粗死亡率は男性よりも女性の方が高い。
5. 死因別死亡率の第1位は脳血管疾患である。

【26回―午後―問題2】 臨床工学技士が行ってよいのはどれか。（医学概論）
a. 気管挿管
b. 人工呼吸装置使用時の喀痰吸引
c. 留置カテーテルからの採血
d. 内シャント穿刺
e. 動脈穿刺

1. a、b、c　　2. a、b、e　　3. a、d、e　　4. b、c、d　　5. c、d、e

【26回―午後―問題3】 薬物の投与経路による血中濃度推移を図に示す。持続点滴静注はどれか。（医学概論）
1. A
2. B
3. C
4. D
5. E

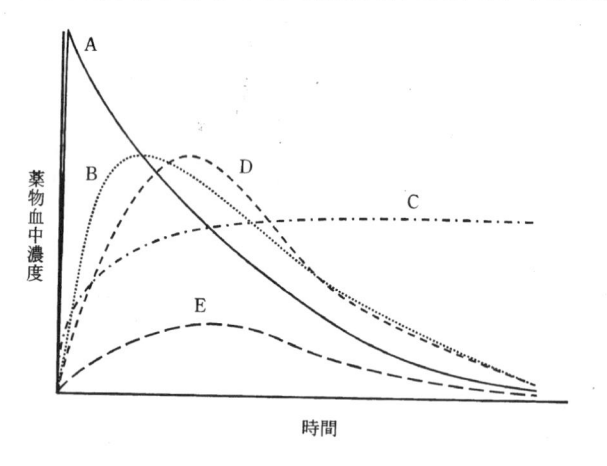

【26回―午後―問題4】 炎症と関連が低いのはどれか。（医学概論）
1. 発赤
2. 冷感
3. 腫脹
4. 疼痛
5. 機能障害

【26回-午後-問題5】 神経組織について**誤っている**のはどれか。（医学概論）
1. 末梢神経の軸索はシュワン細胞に取り囲まれている。
2. 髄鞘の切れ目をランビエの絞輪という。
3. 細胞内液のNa^+濃度は細胞外液よりも高い。
4. 脱分極は静止膜電位が負からゼロに向かうことをいう。
5. 強い刺激を加えても活動電位の発生が起こらない期間を絶対不応期という。

【26回-午後-問題6】 心臓の興奮伝導系（刺激伝導系）で房室結節の次に興奮が伝わるのはどれか。（医学概論）
1. 洞房結節
2. ヒス束
3. 右　脚
4. 左　脚
5. プルキンエ線維

【26回-午後-問題7】 採血直後の血液に添加しても凝固を阻止**できない**のはどれか。（医学概論）
1. EDTA
2. ヘパリン
3. シュウ酸ナトリウム
4. クエン酸ナトリウム
5. ワルファリン

【26回-午後-問題8】 聴覚器について**誤っている**のはどれか。（医学概論）
1. 耳小骨は3つの小骨からなる。
2. 半規管は内耳に存在する。
3. 耳管は両側の中耳を連絡する。
4. 鼓膜は中耳と外耳との境界に存在する。
5. 蝸牛神経は聴覚に関連する。

【26回-午後-問題9】 男性生殖器について**誤っている**のはどれか。（医学概論）
1. 精巣は胎生期に腹腔内から陰嚢へ移動する。
2. 精子は精巣上体内で成熟する。
3. 精嚢は前立腺に接して存在する。
4. 尿管は前立腺を貫通する。
5. 陰茎には海綿体が存在する。

【26回-午後-問題10】 創傷治癒の過程で正しい順番はどれか。（臨床医学総論）
1. 炎症期 → 止血期 → 成熟改変期 → 増殖期
2. 止血期 → 炎症期 → 増殖期 → 成熟改変期
3. 炎症期 → 止血期 → 増殖期 → 成熟改変期
4. 止血期 → 増殖期 → 炎症期 → 成熟改変期
5. 炎症期 → 成熟改変期 → 止血期 → 増殖期

【26回-午後-問題11】 日本で最も多い過敏性肺臓炎はどれか。（臨床医学総論）
1. 農夫肺
2. 換気装置肺臓炎
3. 珪肺
4. 夏型過敏性肺臓炎
5. 鳥飼肺

【26回-午後-問題12】 胸部大動脈瘤の周囲臓器への圧排症状で**ない**のはどれか。（臨床医学総論）
1. 喘鳴
2. 嚥下困難
3. 嗄声
4. 横隔膜挙上
5. 下肢浮腫

【26回-午後-問題13】 Fallot四徴症について**誤っている**のはどれか。（臨床医学総論）
1. 心房中隔欠損
2. 心室中隔欠損
3. 右室肥大
4. 右室流出路狭窄
5. 大動脈騎乗

【26回-午後-問題14】 原発性アルドステロン症で認められる所見はどれか。（臨床医学総論）
a. 高血圧症
b. 四肢麻痺
c. 低カリウム血症
d. 血漿レニン活性高値
e. 代謝性アシドーシス

1. a、b、c　　2. a、b、e　　3. a、d、e　　4. b、c、d　　5. c、d、e

[26回-午後-問題15] 運動神経伝導速度の低下がみられるのはどれか。（臨床医学総論）

1. 単純ヘルペス脳炎
2. 脳梗塞
3. ギラン・バレー症候群
4. パーキンソン病
5. 小脳腫瘍

[26回-午後-問題16] 原虫性疾患はどれか。（臨床医学総論）

a. カンジダ症
b. 帯状疱疹
c. 梅毒
d. トリコモナス症
e. アメーバ赤痢

1. a、b 2. a、e 3. b、c 4. c、d 5. d、e

[26回-午後-問題17] 尿路結石のうち単純エックス線写真で**描出されない**のはどれか。（臨床医学総論）

a. 尿酸結石
b. キサンチン結石
c. リン酸カルシウム結石
d. シュウ酸カルシウム結石
e. リン酸マグネシウム結石

1. a、b 2. a、e 3. b、c 4. c、d 5. d、e

[26回-午後-問題18] 胃潰瘍の発症に関与する因子で**ない**のはどれか。（臨床医学総論）

a. ストレス
b. 非ステロイド系抗炎症薬（NSAIDs）
c. H_2遮断薬
d. クラミジア感染
e. ヘリコバクター・ピロリ感染

1. a、b 2. a、e 3. b、c 4. c、d 5. d、e

[26回-午後-問題19] 播種性血管内凝固の検査所見で正しいのはどれか。（臨床医学総論）

a. CRP増加
b. アルブミン低下
c. Dダイマー増加
d. 可溶性フィブリンモノマー増加
e. トロンビン・アンチトロンビンIII複合体増加

1. a、b、c 2. a、b、e 3. a、d、e 4. b、c、d 5. c、d、e

【26回-午後-問題20】 麻酔中の呼吸回路脱離の発見に有用でないのはどれか。（臨床医学総論）
1. 換気量計
2. 気道内圧計
3. カプノメータ
4. パルスオキシメータ
5. 心電図モニタ

【26回-午後-問題21】 脳死判定基準に含まれないのはどれか。（臨床医学総論）
1. 瞳孔固定
2. 平坦脳波
3. 自発呼吸の消失
4. 深昏睡
5. 腱反射の消失

【26回-午後-問題22】 スタンダードプレコーション（標準予防策）で予防するのはどれか。（臨床医学総論）
1. 誤薬投与
2. 院内感染
3. 患者誤認
4. 転倒・転落
5. 異型輸血

【26回-午後-問題23】 eGFR（推算糸球体濾過量）の計算に必要なのはどれか。（臨床医学総論）
a. 血清クレアチニン値
b. 尿中クレアチニン値
c. 一日尿量
d. 年齢
e. 性別

1. a、b、c　　2. a、b、e　　3. a、d、e　　4. b、c、d　　5. c、d、e

【26回-午後-問題24】 腎移植後の合併症で誤っているのはどれか。（臨床医学総論）
1. 緑膿菌感染症
2. サイトメガロウイルス感染症
3. ニューモシスチス肺炎
4. 移植片の拒絶反応
5. 移植片対宿主病（GVHD）

[26回-午後-問題25] 適切でない組合せはどれか。（生体計測装置学）
  a. ベクトル心電図 ―――― ゴールドバーガー誘導法
  b. 脳　波 ―――― 10/20法
  c. 筋電図 ―――― 針電極
  d. 心磁図 ―――― SQUID
  e. 眼振図 ―――― 圧電素子

　　1. a、b　　2. a、e　　3. b、c　　4. c、d　　5. d、e

[26回-午後-問題26] 生体電気信号増幅器に求められる条件はどれか。（生体計測装置学）
  a. 入力インピーダンスが小さい。
  b. 同相弁別比が小さい。
  c. 入力オフセット電圧が大きい。
  d. 入力換算雑音が小さい。
  e. 温度ドリフトが小さい。

　　1. a、b　　2. a、e　　3. b、c　　4. c、d　　5. d、e

[26回-午後-問題27] 小電力医用テレメータについて正しいのはどれか。（生体計測装置学）
  a. 1チャネル分の占有周波数帯域幅は25 kHzである。
  b. C型は8チャネルを占有している。
  c. ゾーンは色の違いで区別する。
  d. 送信出力電力は電波法で規定されている。
  e. 送信周波数は420〜450kHzである。

　　1. a、b　　2. a、e　　3. b、c　　4. c、d　　5. d、e

[26回-午後-問題28] 誘発脳波計測について正しいのはどれか。（生体計測装置学）
  a. 脳死判定の補助診断に利用される。
  b. 刺激に同期して加算平均処理を行う。
  c. 計測にホール素子を用いる。
  d. 刺激を加える周期を潜時という。
  e. 電極配置には標準12誘導を用いる。

　　1. a、b　　2. a、e　　3. b、c　　4. c、d　　5. d、e

[26回-午後-問題29] 血圧計測法はどれか。（生体計測装置学）
  a. トノメトリー
  b. オージオメトリー
  c. スパイロメトリー
  d. オシロメトリック法
  e. 聴診法

　　1. a、b、c　　2. a、b、e　　3. a、d、e　　4. b、c、d　　5. c、d、e

【26回-午後-問題30】 経皮的血液ガス分析について**誤っている**のはどれか。（生体計測装置学）
1. 皮膚を42〜44℃に加温する。
2. 皮膚の加湿は血管を拡張するためである。
3. 角層（角質層）を透過してくる酸素と二酸化炭素を計測対象とする。
4. 新生児の計測には不適である。
5. 長時間の装着では熱傷を生じる可能性がある。

【26回-午後-問題31】 超音波画像計測について正しいのはどれか。（生体計測装置学）
1. 生体軟部組織での音速は約10km/sである。
2. 軟部組織よりも硬組織の方が音速は速い。
3. 動きのある臓器の撮影には不適である。
4. 約10kHzの音波を使用する。
5. ドプラ撮影では臓器の形状が得られる。

【26回-午後-問題32】 エックス線を使用した撮影について**誤っている**のはどれか。（生体計測装置学）
a. 体内から反射してきたエックス線を撮影する。
b. 組織でのエックス線の吸収に関する画像が得られる。
c. 臓器の動きの撮影が可能である。
d. 造影剤は分解能の改善のために使用する。
e. 軟部組織の撮影に適している。

1. a、b、c 2. a、b、e 3. a、d、e 4. b、c、d 5. c、d、e

【26回-午後-問題33】 ペースメーカについて正しいのはどれか。（医用治療機器学）
a. VDDモードでは刺激部位は心房である。
b. 植込み型ペースメーカにはニッケルカドミウム電池が使用される。
c. VVIRでは人体の活動量に反応する機能がある。
d. 心臓再同期療法では右室と左室とを同時に刺激する。
e. DDDペースメーカは慢性心房細動の徐脈によい適応がある。

1. a、b 2. a、e 3. b、c 4. c、d 5. d、e

【26回-午後-問題34】 カテーテルアブレーションについて正しいのはどれか。（医用治療機器学）
1. 冠動脈内病変を標的部位として焼灼する治療法である。
2. 装置には3〜7kHzの低周波発生装置が必要である。
3. 対極板に接している組織が焼灼される。
4. 心房細動患者の治療に使用される。
5. 発作中の心室細動を止めるのに有用である。

【26回-午後-問題35】 体外衝撃波砕石装置の衝撃波の発生源で**誤っている**のはどれか。(医用治療機器学)
a. 放電電極
b. 圧電素子
c. 電磁コイル
d. Ho：YAG レーザー
e. 圧搾空気

1. a、b　　2. a、e　　3. b、c　　4. c、d　　5. d、e

【26回-午後-問題36】 レーザー手術装置で正しいのはどれか。(医用治療機器学)
a. CO_2 レーザーには石英ファイバーが使用される。
b. 半導体レーザーは疼痛治療に用いられる。
c. 歯科治療用に Er:YAG レーザーが用いられる。
d. Nd:YAG レーザーの波長は近赤外領域である。
e. 組織表面の凝固にはレンズの焦点を絞る。

1. a、b、c　　2. a、b、e　　3. a、d、e　　4. b、c、d　　5. c、d、e

【26回-午後-問題37】 超音波凝固切開装置について**誤っている**のはどれか。(医用治療機器学)
a. 摩擦熱を利用する。
b. 切開部の組織温度は300℃程度になる。
c. 動脈よりも静脈の止血に適する。
d. 切開と凝固が同時にできる。
e. 電気メスと比べて凝固に時間がかかる。

1. a、b　　2. a、e　　3. b、c　　4. c、d　　5. d、e

【26回-午後-問題38】 ハイパーサーミアについて正しいのはどれか。(医用治療機器学)
1. 65℃以上の局所加温を目標とする。
2. 放射線療法との併用は禁忌である。
3. 体表面の冷却にボーラスを利用する。
4. RF容量結合型加温法では筋肉は脂肪よりも加温されやすい。
5. マイクロ波加温法は深部腫瘍の加温に有効である。

【26回-午後-問題39】次の電撃反応を起こす最小電流の大小関係で正しいのはどれか。（医用機器安全管理学）
A. 心電図を計測中に被検者の患者がビリビリ感じた。
B. 体外式心臓ペースメーカを適用中の患者が心室細動を起こした。
C. His束心電計に触れた医師が感電で行動の自由を失った。

1. A＞B＞C
2. B＞A＞C
3. B＞C＞A
4. C＞A＞B
5. C＞B＞A

【26回-午後-問題40】図の記号が表示されるのはどれか。（医用機器安全管理学）
a. 電気メスの出力端子
b. 除細動保護回路を持つモニタの入力端子
c. ペースメーカの出力端子
d. 静電気放電で破壊される可能性のある入力端子
e. 除細動器の出力端子

1. a、b　　2. a、e　　3. b、c　　4. c、d　　5. d、e

【26回-午後-問題41】着脱式ではない電源コードをもつ医用電気機器で、電源プラグの接地ピンから金属外装までの抵抗値の規定値はどれか。（医用機器安全管理学）
1. 0.1Ω以下
2. 0.2Ω以下
3. 0.5Ω以下
4. 1Ω以下
5. 2Ω以下

[26回-午後-問題42] 医療機器の故障率のバスタブカーブでAはどれか。(医用機器安全管理学)

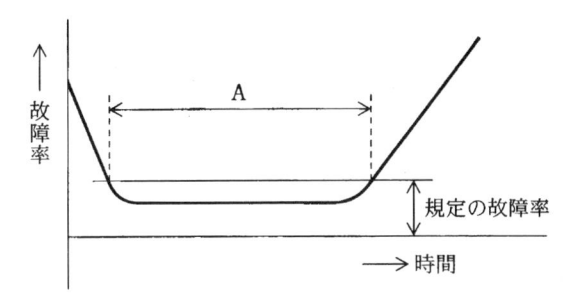

1. 初期故障期間
2. 偶発故障期間
3. 平均無故障期間
4. 平均修復期間
5. 耐用寿命

[26回-午後-問題43] 亜酸化窒素の性質で正しい組合せはどれか。(医用機器安全管理学)

	臭 気	支燃性	ボンベ充填時の状態
1.	なし	あり	気 体
2.	なし	なし	液 体
3.	なし	なし	気 体
4.	あり	あり	液 体
5.	あり	なし	気 体

[26回-午後-問題44] フールプルーフはどれか。(医用機器安全管理学)
1. IABP装置のガスリークアラーム機構
2. 心電図モニタの不整脈アラーム機構
3. 電気メスの対極板接触不良検知機構
4. 輸液ポンプの気泡検知機構
5. 観血式血圧計のゼロ調整ボタンの長押し機構

【26回-午後-問題45】植込み型心臓ペースメーカの動作に影響する可能性があるのはどれか。(医用機器安全管理学)
a. 無線LAN
b. 医用テレメータ
c. 電気メス
d. エックス線CT
e. MRI

1. a、b、c　　2. a、b、e　　3. a、d、e　　4. b、c、d　　5. c、d、e

【26回-午後-問題46】医療法で規定する医療機器の安全使用のための責任者(医療機器安全管理責任者)を兼務できないのはどれか。(医用機器安全管理学)
1. 医　師
2. 臨床工学技士
3. 看護師
4. 診療放射線技師
5. 理学療法士

【26回-午後-問題47】$10\mu F$ のコンデンサに $0.01C$ の電荷を充電したときに蓄えられるエネルギー[J]はどれか。(医用電気電子工学)
1. 0.005
2. 0.01
3. 5
4. 10
5. 50

【26回-午後-問題48】電磁波でないのはどれか。(医用電気電子工学)
1. 電子線
2. 赤外線
3. 紫外線
4. エックス線
5. ガンマ線

[26回-午後-問題49] 起電力1.5V、内部抵抗0.5Ωの直流電圧源に図のように負荷を接続するとき、負荷電流 I の増加に対する端子電圧 V の変化はどれか。(医用電気電子工学)

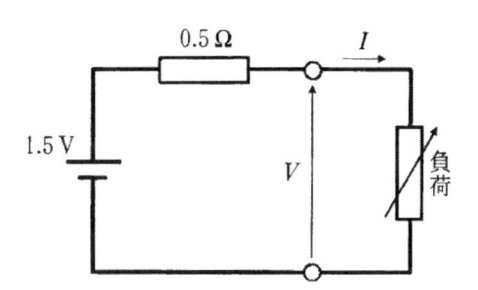

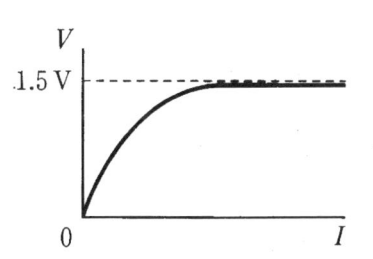

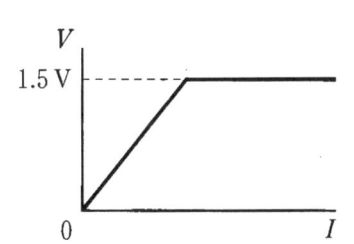

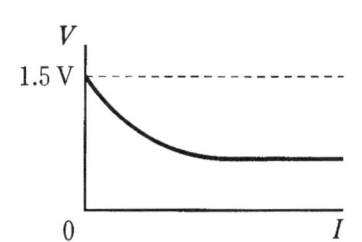

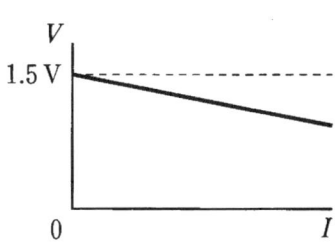

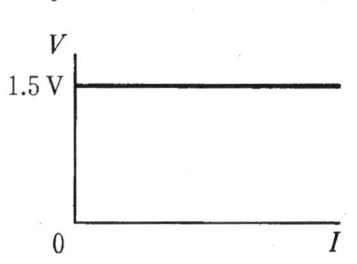

【26回-午後-問題50】 図の回路でRを調整して検流計Gの振れがゼロになったとき、ab間の電圧[V]はどれか。
（医用電気電子工学）
1. 1
2. 2
3. 3
4. 6
5. 9

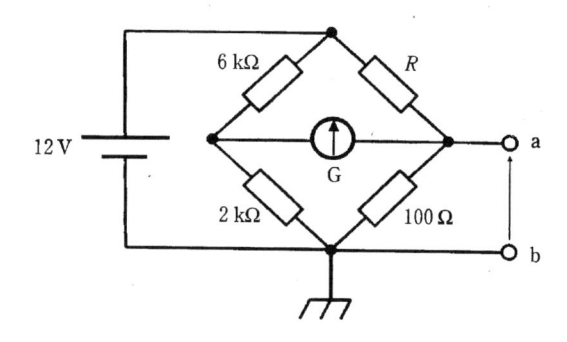

【26回-午後-問題51】 RLC直列回路において共振時の電気インピーダンスの大きさはどれか。
ただし、ωは角周波数とする。（医用電気電子工学）
1. R
2. $\frac{1}{\omega C}$
3. $\omega L + \frac{1}{\omega C}$
4. $\sqrt{R^2 + (\omega L)^2}$
5. $\sqrt{\frac{L}{C}}$

【26回-午後-問題52】 直流直巻電動機の負荷電流が増加すると、逆に減少するのはどれか。（医用電気電子工学）
1. 出 力
2. 磁束数
3. トルク
4. 回転数
5. 励磁電流

【26回-午後-問題53】 図のツェナーダイオード（ツェナー電圧3V）を用いた回路で抵抗Rに流れる電流I[mA]はどれか。（医用電気電子工学）
1. 0
2. 100
3. 150
4. 250
5. 400

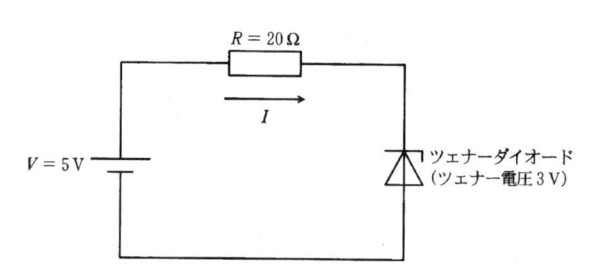

[26回-午後-問題54] 図1の回路において図2に示す電圧v_1とv_2を入力した場合、出力電圧v_oの波形で正しいのはどれか。

ただし、Aは理想演算増幅器とする。（医用電気電子工学）

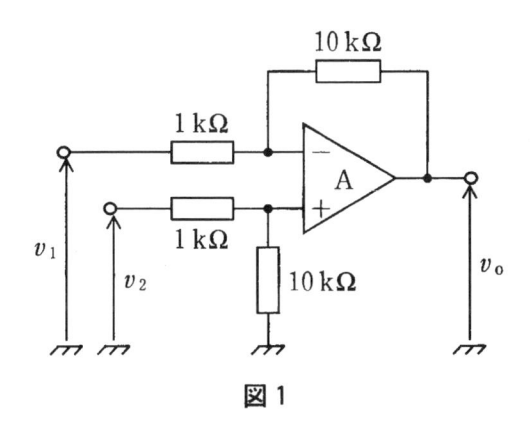

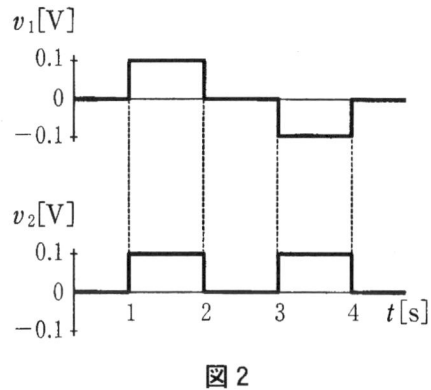

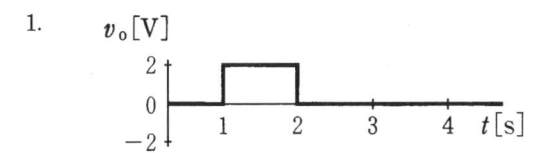

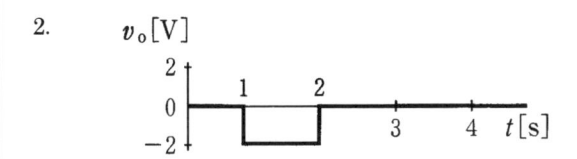

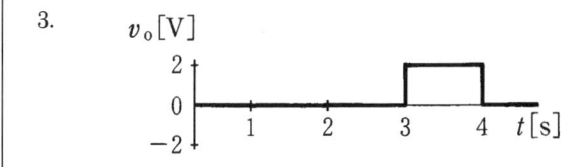

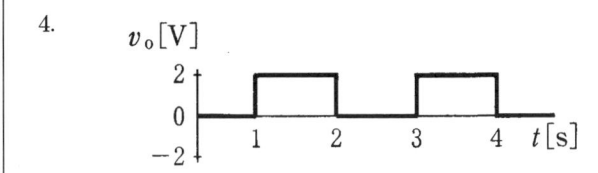

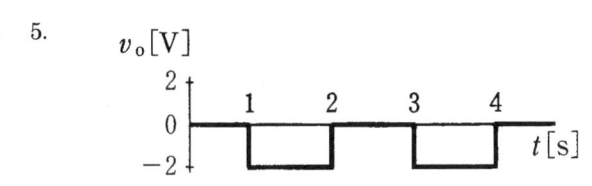

図1

図2

1. v_o[V]

2. v_o[V]

3. v_o[V]

4. v_o[V]

5. v_o[V]

【26回-午後-問題55】 差動増幅器の2つの入力端子間に振幅100mVの同相信号と振幅5mVの逆相信号を同時に入力した。このとき出力では同相信号が5mVに減衰し、逆相信号は1Vに増幅された。この差動増幅器のCMRR[dB]はどれか。

ただし、$\log_{10}2$ を0.3とする。(医用電気電子工学)

1. 20
2. 46
3. 52
4. 66
5. 72

【26回-午後-問題56】 振幅変調において100kHzの搬送波を信号 $v(t) = 5\sin(4000\pi t)$ で変調するとき、被変調波の上・下側波の周波数[kHz]はどれか。

ただし、時間 t の単位は秒とし、過変調は生じないものとする。(医用電気電子工学)

1. 101と99
2. 102と98
3. 104と96
4. 110と89
5. 120と80

【26回-午後-問題57】 10Hz～1kHzの帯域からなるアナログ信号をサンプリングするとき、サンプリング定理によって定まるサンプリング間隔[ms]の上限はどれか。(医用電気電子工学)

1. 0.05
2. 0.1
3. 0.5
4. 1
5. 5

【26回-午後-問題58】 正しいのはどれか。(医用電気電子工学)

1. メインメモリーはROMである。
2. ハードディスクは揮発性メモリーである。
3. 1台の出力装置を複数のコンピュータで共有することはできない。
4. 1台のコンピュータが複数の入力装置をもつことはできない。
5. CPUは制御装置を含む。

[26回-午後-問題59] 情報漏洩の防止に効果が**ない**のはどれか。(医用電気電子工学)
1. ファイルを暗号化する。
2. ウィルス対策ソフトを導入する。
3. パスワードを定期的に変更する。
4. ファイルを定期的にバックアップする。
5. 外部ネットワークにはファイアウォールを介して接続する。

[26回-午後-問題60] 400万画素・4階調の画像を記憶するのに必要な容量は、100万画素・256階調の画像を記憶するのに必要な容量の何倍か。(医用電気電子工学)

1. $\frac{1}{4}$
2. $\frac{1}{2}$
3. 1
4. 2
5. 4

[26回-午後-問題61] 図の論理回路で常に $Z = 1$ となる条件はどれか。(医用電気電子工学)
1. $X = 1$
2. $Y = 1$
3. $X = Y$
4. $X \neq Y$
5. X、Yによらない

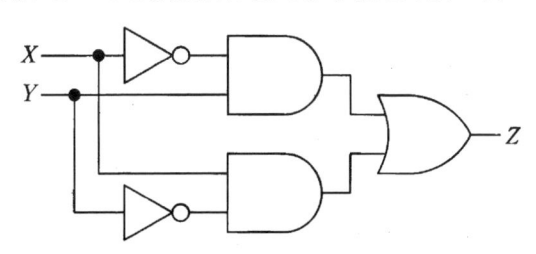

[26回-午後-問題62] 正しいのはどれか。(医用電気電子工学)
a. 繰返し方形波の周波数スペクトルを求めるには逆フーリエ変換を用いる。
b. 角周波数 ω と周波数 f との関係は $f = 2\pi\omega$ で表される。
c. 時系列信号をフーリエ変換すると周波数成分を知ることができる。
d. 角周波数 ω の正弦波 ($\sin\omega t$) は一つの周波数成分で構成される。
e. 繰返し三角波には基本波以外に高調波成分が含まれる。

1. a、b、c 2. a、b、e 3. a、d、e 4. b、c、d 5. c、d、e

[26回-午後-問題63] $\dfrac{1}{\sqrt{3}-j}$ の絶対値はどれか。(医用電気電子工学)

1. $\dfrac{1}{5}$
2. $\dfrac{1}{4}$
3. $\dfrac{1}{3}$
4. $\dfrac{1}{2}$
5. 1

[26回-午後-問題64] 高気圧酸素治療の生体に対する効果で**誤っている**のはどれか。(生体機能代行装置学)
a. 酸素毒性の発現
b. 溶存酸素の増加
c. 結合酸素の増加
d. 二酸化炭素の溶解促進
e. 不活性ガスの排出

1. a、b　　2. a、e　　3. b、c　　4. c、d　　5. d、e

[26回-午後-問題65] 内因性PEEPで正しいのはどれか。(生体機能代行装置学)
a. 閉塞性肺疾患で起こりやすい。
b. 呼気時間が短縮すると生じやすい。
c. 気道内圧計で容易に測定できる。
d. 呼吸仕事量を軽減させる。
e. 心拍出量を増加させる。

1. a、b　　2. a、e　　3. b、c　　4. c、d　　5. d、e

[26回-午後-問題66] 人工呼吸中の気管吸引で正しいのはどれか。(生体機能代行装置学)
1. 1時間おきに施行する。
2. 吸引カテーテルは気管支まで進めないようにする。
3. 30秒以上かけて吸引する。
4. 吸引圧は300mmHg (39.9kPa) 以上とする。
5. 吸引時にピストン運動を行う。

【26回-午後-問題67】 PCV施行中に呼気分時換気量が低下した。考えられる原因はどれか。(生体機能代行装置学)
a. 気道抵抗増加
b. 肺コンプライアンス上昇
c. 自発呼吸数増加
d. カフ漏れ
e. 片肺挿管

1. a、b、c 2. a、b、e 3. a、d、e 4. b、c、d 5. c、d、e

【26回-午後-問題68】 吸着型酸素濃縮器で**誤っている**のはどれか。(生体機能代行装置学)
1. ゼオライトを用いて窒素を吸着する。
2. 加圧した空気を吸着筒内に送る。
3. 供給ガスは乾燥している。
4. 貯蔵タンクに蓄えてから供給する。
5. 100%の酸素を供給できる。

【26回-午後-問題69】 人工心肺装置について**誤っている**組合せはどれか。(生体機能代行装置学)
a. 冠灌流回路 ―――――― 心内圧の低減
b. 血液濃縮器 ―――――― 余剰水分の排出
c. 動脈フィルター ――――― 微小気泡の除去
d. 血液吸引回路 ―――――― 術野内の血液回収
e. ベント回路 ―――――― 心筋保護液の注入

1. a、b 2. a、e 3. b、c 4. c、d 5. d、e

【26回-午後-問題70】 人工心肺による体外循環について正しいのはどれか。(生体機能代行装置学)
1. 血液希釈によって溶血量は増加する。
2. 血液希釈によって膠質浸透圧は増加する。
3. 血液希釈によって血液粘稠度は増加する。
4. 低体温によって血液粘稠度は低下する。
5. 低体温によって組織への酸素の移行は低下する。

【26回-午後-問題71】 $pH = 7.26$、$PaCO_2 = 65mmHg$、$[HCO_3^-] = 28mEq/L$ である状態はどれか。(生体機能代行装置学)
1. 代謝性アシドーシス
2. 呼吸性アルカローシス
3. 呼吸性アルカローシスと代謝性アシドーシスとの混合性酸塩基障害
4. 呼吸性アシドーシス
5. 代謝性アルカローシス

【26回-午後-問題72】 混合静脈血酸素飽和度について**誤っている**のはどれか。（生体機能代行装置学）
1. 肺動脈カテーテルで測定できる。
2. 生体の酸素消費の状態によって変化する。
3. 50%では嫌気性代謝が亢進する。
4. 80%は低心拍出量状態を意味する。
5. 人工心肺中の加温時には低下する。

【26回-午後-問題73】 補助循環について正しいのはどれか。（生体機能代行装置学）
1. IABPではバルーンを弓部大動脈に留置する。
2. PCPSは全身麻酔を必要とする。
3. PCPSは左心系の後負荷を軽減する。
4. 補助人工心臓は右心補助に用いられることが多い。
5. 補助人工心臓は左房脱血よりも左室脱血タイプが多い。

【26回-午後-問題74】 次の条件で透析が行われた。
透析器動脈側クレアチニン濃度 16mg/dL
透析器静脈側クレアチニン濃度 2mg/dL
透析器動脈側血液流量 220mL/min
透析器入口透析液流量 500mL/min
除水速度 20mL/min
この透析器のクレアチニンクリアランス[mL/min]はどれか。（生体機能代行装置学）
1. 180
2. 185
3. 195
4. 200
5. 220

【26回-午後-問題75】 ダイアライザで正しいのはどれか。（生体機能代行装置学）
1. ふるい係数は透水性を表す指標である。
2. 血流量が増加するとクリアランスは減少する。
3. 導入初期には溶質除去効率の優れたものが使われる。
4. 小児にはプライミング量が少ない方がよい。
5. 中空糸型では血液は透析器の中心部よりも外周部の方が流れやすい。

[26回-午後-問題76] バスキュラーアクセスで正しいのはどれか。(生体機能代行装置学)
　a. 動脈表在化は心機能への負担が大きい。
　b. 第一選択は人工血管を用いた内シャントである。
　c. 透析後は静脈カテーテルをヘパリンロックする。
　d. カフ付きカテーテルは感染のリスクを低減できる。
　e. グラフト移植の方が自家動静脈瘻よりも開存率は高い。

　1. a、b　　2. a、e　　3. b、c　　4. c、d　　5. d、e

[26回-午後-問題77] 血液浄化法に用いられる透析膜で誤っているのはどれか。(生体機能代行装置学)
　1. 酢酸セルロース膜は合成高分子膜に比べて蛋白が吸着しにくい。
　2. ポリアクリロニトリル膜は、ACE阻害薬を投与されている患者には禁忌である。
　3. ポリメチルメタクリレート膜は非対称構造を有する。
　4. ポリスルホン膜はポリビニルピロリドンを含む。
　5. エチレンビニルアルコール膜は親水性である。

[26回-午後-問題78] 血液透析監視装置が漏血を検出した際の対処法で誤っているのはどれか。(生体機能代行装置学)
　1. 膜の破損によるリークがないか調べる。
　2. 透析液の流量が正しいか確認する。
　3. 脱血不良が起きていないか確認する。
　4. 漏血の検知器が正しく動作しているか調べる。
　5. 目視で確認できない場合は試験紙で判断する。

[26回-午後-問題79] 血液浄化装置の監視装置で誤っている組合せはどれか。(生体機能代行装置学)
　1. 漏血検知器　―――　光透過
　2. 気泡検知器　―――　超音波
　3. 濃度計　　　―――　浸透圧
　4. 温度計　　　―――　サーミスタ
　5. 圧力計　　　―――　ストレインゲージ

[26回-午後-問題80] 質量100gの物体を5秒間で2m上方に持ち上げたときのおよその仕事率[W]はどれか。ただし、重力加速度は9.8m/s^{2}とする。(医用機械工学)
　1. 0.004
　2. 0.04
　3. 0.4
　4. 4
　5. 40

【26回-午後-問題81】 クリープ現象はどれか。（医用機械工学）
1. 身長は朝から夕方にかけて徐々に低くなる。
2. 暗闇に入ってしばらくするとものが見えるようになる。
3. 細動脈内を血液が流れるとき赤血球が管軸付近に集中する。
4. 膝蓋腱を叩くと足が上がる。
5. 脈圧は末梢の方が高い。

【26回-午後-問題82】 流速10m/sで鉛直上方に吹き上がる噴水のおよその到達高さ[m]はどれか。ただし、重力加速度は9.8m/s²とする。（医用機械工学）
1. 1
2. 2
3. 5
4. 10
5. 20

【26回-午後-問題83】 音の性質について誤っているのはどれか。（医用機械工学）
1. 振動によってエネルギーが伝わる。
2. 音圧が高いほど音量が大きい。
3. 音が伝わるためには振動による媒質のひずみが必要である。
4. 音波は疎密波である。
5. 音波の伝搬速度は媒質の体積で決まる。

【26回-午後-問題84】 環境と熱伝達メカニズムとの組合せで誤っているのはどれか。（医用機械工学）
1. 重力下・空気中 ─────── 対 流
2. 重力下・真空中 ─────── 放 射
3. 無重力・空気中 ─────── 対 流
4. 無重力・真空中 ─────── 放 射
5. 無重力・固体内部 ─────── 伝 導

【26回-午後-問題85】 生体組織が示す一般的な物理的特性で誤っているのはどれか。（生体物性材料工学）
1. 温度依存性
2. 非線形性
3. 周波数依存性
4. 強磁性
5. 粘弾性

【26回-午後-問題86】 生体に対する作用の大きさを考慮した放射線の量を表すのはどれか。（生体物性材料工学）
1. 照射線量
2. 線量当量（等価線量）
3. 吸収線量
4. 透過線量
5. 放射能

【26回-午後-問題87】 誤っている組合せはどれか。（生体物性材料工学）
1. 組織切開作用 ──────── レーザー光の収束性
2. 止血作用 ──────── レーザー光の干渉性
3. 光解離作用 ──────── 光子エネルギー
4. 光音響・機械作用 ──────── パルスレーザー
5. 光化学作用 ──────── 光活性物質

【26回-午後-問題88】 ガンマ線滅菌が適さない材料はどれか。（生体物性材料工学）
1. 塩化ビニル
2. テフロン
3. セルロース
4. ポリスルホン
5. ポリエチレン

【26回-午後-問題89】 材料の血液適合性に関係するのはどれか。（生体物性材料工学）
a. 溶血
b. 血栓形成
c. 被包化
d. 肉芽形成
e. 補体活性化

1. a、b、c　　2. a、b、e　　3. a、d、e　　4. b、c、d　　5. c、d、e

【26回-午後-問題90】 イオン結合を形成する物質はどれか。（生体物性材料工学）
1. ダイヤモンド
2. 水
3. メタン
4. ブドウ糖
5. 炭酸水素ナトリウム（重曹）

第26回臨床工学技士国家試験 解答

午前

問題番号	正答	問題番号	正答
問1	5	問46	2
問2	2	問47	3
問3	2	問48	4
問4	4	問49	2
問5	3	問50	4
問6	1	問51	4
問7	4	問52	5
問8	4	問53	4
問9	2	問54	4
問10	3	問55	2
問11	5	問56	2
問12	3	問57	4
問13	2	問58	5
問14	5	問59	1
問15	4	問60	2
問16	5	問61	1
問17	3	問62	4
問18	4	問63	5
問19	3	問64	2
問20	2	問65	4
問21	3	問66	1
問22	4	問67	4
問23	3	問68	4
問24	2	問69	5
問25	5	問70	4
問26	2	問71	1
問27	5	問72	4
問28	5	問73	4
問29	1	問74	1
問30	3	問75	3
問31	2	問76	2
問32	2	問77	1
問33	4	問78	2
問34	3	問79	2
問35	3	問80	1
問36	5	問81	4
問37	3	問82	4
問38	5	問83	5
問39	2	問84	3
問40	2	問85	3
問41	4	問86	5
問42	1	問87	5
問43	5	問88	1
問44	5	問89	5
問45	4	問90	5

午後

問題番号	正答	問題番号	正答
問1	3	問46	5
問2	4	問47	3
問3	3	問48	1
問4	2	問49	4
問5	3	問50	3
問6	2	問51	1
問7	5	問52	4
問8	3	問53	2
問9	4	問54	3
問10	2	問55	5
問11	4	問56	2
問12	5	問57	3
問13	1	問58	5
問14	1	問59	4
問15	3	問60	3
問16	5	問61	4
問17	1	問62	5
問18	4	問63	4
問19	5	問64	4
問20	5	問65	1
問21	5	問66	2
問22	2	問67	3
問23	3	問68	5
問24	5	問69	2
問25	2	問70	5
問26	5	問71	4
問27	4	問72	4
問28	1	問73	5
問29	3	問74	3
問30	4	問75	4
問31	2	問76	4
問32	3	問77	3
問33	4	問78	2
問34	4	問79	3
問35	5	問80	3
問36	4	問81	1
問37	3	問82	3
問38	3	問83	5
問39	4	問84	3
問40	2	問85	4
問41	2	問86	2
問42	5	問87	2
問43	4	問88	2
問44	5	問89	2
問45	5	問90	5

| JCOPY | （（社）出版者著作権管理機構　委託出版物） |

本書の無断複写は著作権法上での例外を除き禁じられています。
複写される場合は，そのつど事前に，下記の許諾を得てください。
（社）出版者著作権管理機構
TEL. 03-5244-5088　FAX. 03-5244-5089　e-mail：info@jcopy.or.jp

第26回臨床工学技士国家試験問題解説集

定価（本体価格1,200円＋税）

2013年11月25日　第1版第1刷発行
2014年 1月25日　第1版第2刷発行
2015年 3月20日　第1版第3刷発行
2016年 6月15日　第1版第4刷発行
2017年 5月15日　第1版第5刷発行
2019年 2月 1日　第1版第6刷発行
2022年 4月 5日　第1版第7刷発行

編　　集／一般社団法人　日本臨床工学技士教育施設協議会
発行者／佐藤　枢
発行所／株式会社　へるす出版
　　　　〒164-0001　東京都中野区中野2-2-3
　　　　電話　03-3384-8035〈販売〉　03-3384-8155〈編集〉
　　　　振替　00180-7-175971
　　　　https://www.herusu-shuppan.co.jp
印刷所／三松堂印刷株式会社

© 2013 Printed in Japan　　　　　　　　　　　　　　　〈検印省略〉
乱丁，落丁の際はお取り替えいたします。
ISBN978-4-89269-819-4